本书提及的有关平衡计分卡战略绩效管理的内容,曾荣获首届中国医院协会"医院科技创新奖",并在国家科学技术部备案。

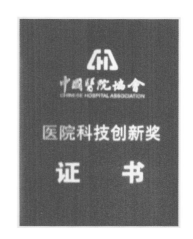

本书以原国家卫生部医管司(现国家卫计委医政医管局)和健康报社联合评选,并向全行业推介的全国百家公立医院"2011年度医院改革创新奖"获奖医院——重庆市第九人民医院的主要改革亮点内容编写而成。

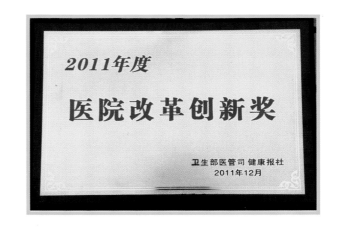

本书部分数据和内容来源于国家社会科学基金项目"供需方视角下政府对公立医院投入的对比研究"(负责人张培林,项目编号:14BGL112)

重庆市第九人民医院简介

重庆市第九人民医院(以下简称"重庆九院")位于重庆市北碚区缙云山麓,嘉陵江畔。北碚区是重庆都市功能拓展区和两江新区的重要板块。重庆九院前身为卢作孚先生于1927年创办的峡区地方医院,抗战爆发后江苏医学院搬迁于此,1953年被正式命名为"重庆市第九人民医院",隶属重庆市卫生局。1997年重庆直辖后,医院又划归北碚区卫生局管理,2001年,重庆市政府将重庆九院规划为重庆北部区域医疗中心,2003年,医院被评审为三甲医院。2013年,重庆九院通过三甲复审,目前已发展为重庆北部地区最大的医疗中心、重庆医科大学北碚附属医院、第三军医大学教学医院、美国圣盖堡中心医院友好医院。医院的三大定位是:医院成本管理研究全国领先、儿童孤独症康复治疗中国西部领先、医教研综合实力重庆北部领先。

医院现有一个本部和三个分院,占地面积7.1万平方米,建筑面积10万余平方米,固定资产总值5.49亿元。目前编制床位1200张,在岗员工近1800人,其中拥有高级职称的技术人员203人,博士生、硕士生(含在读)235人。现拥有各种先进的医疗仪器设备上亿元,年均门诊病人量70余万人次、收治住院患者4万余人次、年开展各类手术万余台。

通过实施人才强院战略,医院的专科水平和综合实力有了较大提升,目前有硕士学位授予点8个、博士学位授予点1个,2个省部级"中心",11个省部级重点学科(专科)、特色专科,6个区级重点专科。其中,医院成本控制研究室为重庆市卫生局重点研究室,并于2015年12月被批准为"重庆市医院成本管理研究中心";儿童孤独症专科——"重庆市儿童孤独症康复治疗中心"为重庆市医疗特色专科;全科医学科为重庆市医学重点学科;儿科、急诊医学科、内分泌科为重庆市临床重点专科;肾内科(血液净化)、胸外科(食管疾病)为重庆市医疗特色专科;风湿科、神志病科、康复医学科为重庆市中医重点专科建设项目;消化内科、内分泌科、妇产科、普外科、骨科、神经内科为区级重点专科。

医院始终坚持"情系民生、追求卓越"的办院理念,坚持走低成本支撑差异性发展的道路,在全国率先进行了公立医院平衡计分卡战略绩效管理系统、医疗资产优化重组、人事分配机制、健康教育与健康促进、三甲医院兴办社区卫生服务、医院成本管理研究等诸多方面的探索和改革。并逐步形成了医院质量、安全、成本、消耗一体化的医院战略和以科室规范化建设为主的医院战术,其战略和战术的结合点为平衡计分卡(BSC)和PDCA(计划、执行、检查、调整)循环的医院特色。

近年来,重庆九院人在医院"十二五"发展规划目标的引领下,不断强化内涵建设,不但提前一年实现了创建景观型、品牌型、公益性、绩效型医院的"四大愿景",而且在改革创新的道路上不断摘金夺银。医院先后荣获以全国五一劳动奖状、全国卫生系统先进集体、全国百姓放心示范医院、全国模范职工之家、中国医院协会医院科技创新奖、全国公立医院改革创新奖为代表的全国集体荣誉近30项;荣获以白求恩精神示范医院、重庆市五一劳动奖状为代表的市级荣誉,以及以北碚区首届伯乐奖为代表的区级荣誉上百项。此外,医院还荣获全国劳模、全国五一劳动奖章、全国优秀院长、全国巾帼建功标兵、卫生部城乡医院对口支援先进个人、重庆市劳动模范、北碚区首届杰出突出贡献奖等一系列个人荣誉。

总主编简介

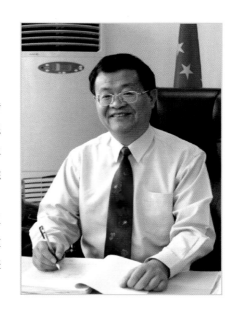

内科主任医师，教授。医院经济学和传染病专业硕士生导师，曾任重庆市第九人民医院传染科主任、大内科主任、副院长，1998年5月至2016年1月任重庆市第九人民医院院长。

2001年5月至2005年3月兼任北碚区卫生局局长，2005年9月至2010年8月兼任重庆市第九人民医院党委书记。2012年至今兼任重庆市卫生经济学会会长。2015年12月兼任重庆市医院成本管理研究中心主任。

曾荣获全国先进工作者、全国五一劳动奖章、全国优秀院长、全国医院管理杰出院长、全国百姓放心示范医院优秀管理者、中国卫生经济优秀工作者、卫生部医院质量管理专家库成员等称号，享受政府特殊津贴人员；重庆市百名优秀专业技术人才、重庆市传染病学术学科带头人；还荣获北碚区首届杰出人才奖（2009年）和北碚区突出贡献奖（2012年）以及重庆市卫生系统优秀共产党员、重庆市卫生系统优秀青年、重庆市"非典"防治先进个人、重庆市职工信赖好书记、北碚区优秀共产党员等一系列荣誉。是重庆市第三届、第四届党代会代表，北碚区第十六届、十七届人大代表。

曾多次受到重庆市委市政府领导人乃至党和国家领导人的亲切接见。

作为全国著名的医院经济管理专家，他从1995年开始进行医院健康教育模式的理论与实践研究，坚持10年，使该院被评为"全国健康教育示范医院"，并在第二届"全国健康教育处方评比"中荣获一等奖。中国健康促进与教育协会医院分会还在该院召开现场会推广该院理念。从1998年开始从事医院资产重组研究并提出"五合"理论（合人、合财、合物、合功能、合心），两次全国医院产权制度改革大会专门在该院召开并推广经验，并参与了国家科委立项的"中国公立医院产权制度改革"重大课题。从2004年开始，在以抓安全与质量、持续改进创建"规范化科室"的实践工作中，将国际先进管理理论与我国公立医院的具体实践相结合，在全国公立医院率先引入平衡计分卡作为相关联的管理工具，该成果荣获2010年首届中国医院科技创新奖，并与重庆金算盘公司合作开发管理软件，该软件已销往数百家医院。2014年10月至2015年5月还受邀参与国家卫计委卫生研究发展中心主持编撰的《全国公立医院成本管理办法》编写。一系列的创新性实践与理论研究,成为国内医院该方面最新成果之一,并走在中国西部乃至全国的前列。以上成果也推动了作为区管医院的重庆市第九人民医院发展,并形成了三大发展特点,即医院成本控制研究全国领先,儿童孤独症康复治疗中国西部领先,医教研综合实力重庆北部领先。他领导的医院也因此荣获全国五一劳动奖状、全国卫生系统先进集体、全国医院文化建设先进单位、全国百姓放心示范医院等一系列全国荣誉。

作为重庆市知名的传染病专家、重庆市传染病学术学科带头人,在肝纤维化诊治、重症肝衰抢救、霍乱暴发流行防控等方面,有很深的造诣。多次主持全市、全国的相关专业会议,在把传染病专业知识用于当地重大公共卫生事件,如扑灭霍乱、抗击非典、控制甲型流感等方面也做出了突出贡献。先后主编和参与出版著作10部,负责或主研国家、省部级科研课题20余项,发表论文50余篇,指导研究生多人,创建了一个重庆市重点学科"全科医学科"和一个重庆市医学重点研究室"医院成本控制研究室",并分别任主任,2015年12月又创建中国第一个专门研究医院成本规律的研究机构"重庆市医院成本管理研究中心",并兼任主任。

现兼任中国健康学会医院分会副主任委员,中国医院协会医院经济管理专委会常务委员,中国卫生经济学会常务理事,重庆市卫生经济学会会长,重庆市医院协会副会长,重庆市传染病专委会副主任委员,《重庆医学》杂志常务编委,《中国医院》杂志编委。

医院成本控制研究室系列丛书

区管医院差异化发展的理论与实践

QUGUAN YIYUAN CHAYIHUA
FAZHAN DE LILUN YU SHIJIAN

重庆市第九人民医院医院成本控制研究室 编
总主编 张培林

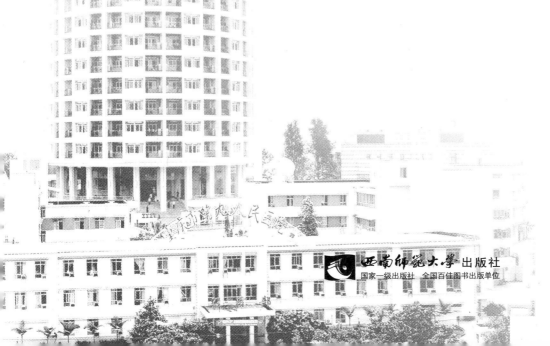

西南师范大学出版社
国家一级出版社 全国百佳图书出版单位

图书在版编目（CIP）数据

区管医院差异化发展的理论与实践 / 重庆市第九人民医院医院成本控制研究室编. -- 重庆：西南师范大学出版社, 2016.6

（医院成本控制研究室系列丛书）

ISBN 978-7-5621-7997-9

Ⅰ.①区… Ⅱ.①重… Ⅲ.①医院－管理 Ⅳ.①R197.32

中国版本图书馆 CIP 数据核字(2016)第 121531 号

区管医院差异化发展的理论与实践
QUGUAN YIYUAN CHAYIHUA FAZHAN DE LILUN YU SHIJIAN

重庆市第九人民医院医院成本控制研究室　编

责任编辑：杜珍辉　赖晓玥
封面设计：嵐品视觉 CASTALY　周娟　尹恒
出版发行：西南师范大学出版社
　　　　　重庆·北碚　邮编：400715
　　　　　网址：www.xscbs.com
邮　　编：400715
经　　销：新华书店
印　　刷：重庆川外印务有限公司
开　　本：787mm×1092mm　1/16
印　　张：8.5
插　　页：2
字　　数：170千字
版　　次：2016年6月第1版
印　　次：2016年6月第1次印刷
书　　号：ISBN 978-7-5621-7997-9

定　　价：55.00元（平装）　80.00元（精装）

·编委会

BIANWEIHUI

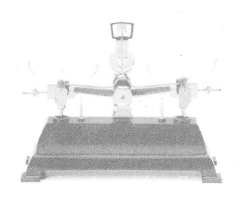

XUYAN 序 言

　　20世纪80年代初期,本人即担任《中国医院管理》杂志的编辑记者、编辑部主任,2001年任职《中国医院》杂志社,依然做编辑记者。作为一名医院管理领域的资深记者、媒体人,我从20世纪90年代初开始,就对处于改革转型时期、地处中国西部的重庆市第九人民医院(以下简称"重庆九院")十分关注。从1998年我有幸对时任九院院长张培林进行高端访谈,到2005年、2010年、2015年对重庆九院差异化发展的跟踪报道,迄今近20年。一路走来,重庆九院始终坚持公益性、科学性、创新性,院领导用改革创新引领医院发展,走出了一条创新求差异、发展可持续之路,形成一般区管医院较难达到的医院成本管理研究全国有特色、儿童孤独症治疗和健康教育有特点、医教研综合实力重庆北部领先的办院特色。

　　作为九院发展的追随者和见证者,重庆九院改革的曲折与艰辛,九院人只争朝夕的精神和智慧,以及一路拼搏、创新科学发展的历程,似峰峦起伏的历史画卷铺展开来,历历在目……1997年重庆直辖后,重庆九院由市管下放至所在辖区内管理。面对错综复杂的体制、机制矛盾,面对医院发展中不可回避的窘境,在缺品牌、缺人才、缺硬件、缺资金、缺政策的"五缺"背景下,重庆九院在全国劳动模范、全国优秀院长张培林的带领下,针对所处中等资产、中等技术、中等规模的现状,在极其困难的条件下,自加压力,踏上改革创新差异化发展之路,每项改革基本都坚持10年以上,并取得阶段性成果。

1998年，重庆九院与重庆北碚区第一人民医院进行了卫生资源重组和管理创新的有益尝试，进行"1+1大于2的探索"，创建了医疗卫生资源优化重组的合人、合财、合物、合功能、合心的"五合"理论，由此，吹响了重庆九院改革创新的号角。其改革经验在全国推广，"五合"理论亦成为清华大学教材《医院商学院》的经典案例。

　　与此同时，如何增强患者对医院的认同感？如何把重庆九院打造成品牌医院？依据自身特点，重庆九院把创新的思维和目标放在搞好健康教育上，在实践中总结的医院健康教育"一、二、三、四"模式，不仅建立起了医患间、医院与民众间长期互动的双赢机制，还在经济欠发达地区，在无技术优势、成本付出较少的情况下，为医院提升品牌找到了"突破口"。2005年全国医院健康教育学术研讨会在该院召开；张培林院长也连续三届荣任中国健康教育协会医院分会副主任委员。

　　2000年开始，重庆九院挖掘医院内部潜力，全面实行"奖金模糊弹性"发放机制。从追求分配上的平等到追求机会上的平等；从坚持程序透明，到平级之间彼此模糊；从分配向一线科室和骨干倾斜的"二八"原则，到系统内部逐步达到3至5倍的级差理论，这一重庆九院历史上的重大创举，更是为医院的快速发展注入了新的动力和活力。它不仅成为推动重庆九院发展的重要动力之一，还为之后的吸引人才、完善学科建设奠定了基础。

　　2004年起，随着医院体制改革的不断深入，如何解决好成本支撑，兼顾有所作为的医疗活动，如何循证决策和量化、推进复杂的医疗工作，成为医院亟待解决的难题。重庆九院又一次在全国公立医院率先将平衡计分卡（BSC）应用于医院管理，探索医院质量、安全、成本消耗一体化绩效管理模式。这一创新成果成为推动九院高速发展的主要软实力之一。2009年和2015年，医院两次成功主办全国医院院长与财务科长专题研讨培训班。2006年和2010年该系统的实践研究成果分别荣获"中国卫生经济学会第六批全国招标课题三等奖"和首届"中国医院协会医院科技创新奖"。

总而言之，"慧眼独具，匠心独运；无畏艰难，登高涉远；情系民生，追求卓越"是我与重庆九院、与张培林院长及其团队在近20年跟踪报道和交流中，对重庆九院一直致力医院差异化改革与发展的理论和实际探讨、矢志攻坚的深刻认知和深切感受。重庆九院不畏艰险奋力前行的发展历程，宛如一部奋斗者的光荣史诗，令人感动、感慨、赞叹！

当前，谈医院管理的书不少，但直接来自基层卫生工作者管理实践的思考和研究的书并不多。《区管医院差异化发展的理论与实践》一书承载了重庆九院20年创新管理和实践探索，融差异化理念、哲学思维、管理知识、案例分析为一炉，多真知灼见且极富创意，是医院创新管理的经典之作，其中实践内容与管理哲学颇为珍贵，应是医院管理者学习和借鉴的佳作。我乐观其付梓问世，并相信在医疗改革和推进医院科学发展中将起到很好的启迪和借鉴作用。

《中国医院》杂志编辑部主任

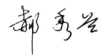

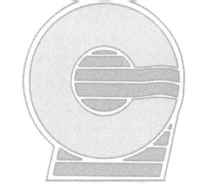

QIANYAN 前言

任院长 17 载,见证我院差异化发展的曲折历程,几多艰辛、几多欢喜,其中苦与乐尽在书中……

1998 年,我被组织任命担任医院院长,授命于中国医院的改革转型时期。面对尚不够完善的社会主义市场经济体制以及医院生存及可持续发展外部环境的市场化与医疗体制改革滞后的矛盾,面临医院"缺品牌、缺人才、缺硬件、缺资金、缺政策"的"五缺"窘况,医院夹在政府行为、道义行为与市场行为之间几面为难。

是按一般医院的发展规律走"技术—服务—机制—品牌—文化"之路,还是选择"机制—服务—品牌—文化—技术"作为我院差异化发展改革模式?两种思维的碰撞,各种矛盾的错综交织,两种命运的选择,一时间我院何去何从,摆在九院人的面前。

最终,我院党政一班人带领九院人不等不靠,选择充满荆棘的差异化发展的改革模式。从此,结合我院实际,找准经营管理的切入点、激活点与关键点,以资产重组改革、分配制度改革、健康教育改革等为重点,拉开改革序幕,不断扩大影响,形成品牌,对外吸引人才,对内鼓舞士气,构建医院独特文化,管理模式不断创新,再回头来逐步发展专科技术与服务。在种种措施下,我院迅速崛起。

本书就是我和我的同人们历经近一年的时间,对我院近 20 年差异化发展的理论与实践进行整理、梳理、总结、概括、提炼而形成的医院成本控制研究室系列丛书之三——《区管医院差异化发展的理论与实践》。搁笔之时,我的心境犹如那窗外晴朗的天空,春风浩荡。庆幸我和我的同人们又阶段性地完成了一件极其平凡但又有着十分重要的意义的事情。

本书共有两部分内容。第一章,总论。本章以成功实现区管医院差异化发展战略的策划者、亲历者、见证者的视角，对近20年在创新实践中真实存在的、十足感悟到的区管医院面临的困难背景，区管医院差异化发展路径的起点选择，区管医院实现差异化发展的基本条件，等等，进行提炼分享，想要直呈读者的依然是——创新是医院发展不竭的动力，实践是检验真理的唯一标准！

第二章，我院差异化发展的理论与实践。本章通过对90年代我院状况、医院当时的"五缺"背景及当时的选择权衡分析，介绍三大发展、三大定位、数字九院，精选十个案例，从"点、线、面"的角度，阐述我院以"壮士断腕"的勇气和科学严谨的态度，进行的差异化发展理论研究与实践历程，并讲述了公立医院姓"公"而未完全"立"的特殊时期，区管医院应对复杂矛盾的纠结与思考。

由于认识水平和能力的有限，本书中难免会出现这样那样的缺点和错误，我们真诚地希望广大读者给予帮助和指正，以便于我们今后的工作不断改进和进步。

岁月荏苒，万物境迁，书籍却始终如一，带着它的温暖和独特个性，供我们感知、追想、寄托以及收藏。

重庆市医院成本管理研究中心主任

2016年3月于重庆

目录

Mulu

第一章　总论

CHAPTER 1

导读：

　　20世纪90年代，在中国改革开放的历史洪流中，由政府财力支撑公立医院的计划经济色彩开始逐渐褪去。而1998年起始于泰国的那场波及全球的金融风暴自然也严重影响了中国，而此刻中国政府正在做出包括医疗卫生体制改革在内的多领域重大改革调整。在政府引导下，部分省、市公立医院开始了市场化运行机制的探索。2000年2月，国务院办公厅正式颁布文件①，确立了城镇医疗卫生体制改革的方向。其中"转变公立医疗机构运行机制，扩大公立医疗机构的运营自主权，实行公立医疗机构的自主管理"的决定，几乎将所有公立医院推向了竞争激烈的医疗市场。政府希望以市场的无形之手，用竞争的方式加快公立医院发展，同时在公益性界定不清的情况下，政府可把更多资金投向健康产业外的其他领域。而文件中提到的"将医疗机构分为非营利性和营利性两类进行管理"，确立了营利性医院的合法性。之后，民营医院犹如雨后春笋般建立起来，又加剧了市场的竞争。

　　虽然公立医院在历史的拐点都处于同一起跑线上，但显然，各地区经济水平不一，各医院的历史积淀、综合实力、声誉品牌等差异巨大。在市场的大潮中搏击，适者可生存壮大，不适者则会被淘汰出局。具体而言，如北京协和、四川华西等名院，依靠上百年、几代人的积累，按照常规发展道路，以卓越技术引领，在市场中拥有其他医院难以企及的竞争力，这类医院基本没有生存问题，只是发展中锦上添花的问题。尤其是在分级诊疗体制尚未健全的情况下，这种锦上添花又被近乎无限地放大着效应。而绝大多数中等规模为主的区县级医院则面临更为严峻的形势。协和、华西的常规发展道路不可复制，实施差异化、错位发展的不对称战略又面临缺品牌、缺人才、缺硬件、缺资金、缺政策的"五缺"困局。中国太大，不同地区的市情、区情、县情千差万别，但多数区管医院往往生存艰难，缺乏必要的资

---

①《关于城镇医药卫生体制改革指导意见的通知》(国办发〔2000〕16号)。

源,而当地领导和百姓却期许医疗作为一项民生工程能为政府形象锦上添花。广大百姓对病人选医院、病人选医生的诉求,部分领导对当地医院发展的期许,以及行业管理对医院的规定,似乎常常有等齐划一的要求,这些要求使先天不足的区管医院更处于尴尬的境地。笔者在北碚当地常面临百姓这样的问题:为何九院不能技术超过西南医院,收费低于乡镇卫生院?笔者也经历过当地领导询问为何九院就不能超过北京的301医院,为什么不能产生到北京给中央领导看病的名医?还有群众提出为何九院做不到把某个医科大附院的知名专家吸引到九院来为北碚人民服务。提问题的群众和领导的心情我们可以理解,但什么是医院发展比较合适的参照,医院发展有些什么规律,看病难、看病贵的症结在哪儿,他们可能不太清楚。

地处中国西部的重庆,至今仍是经济欠发达地区。地处重庆北部的北碚区虽属主城区,但地处主城区边缘,交通相对不便,且总人口70余万,城市常住人口30余万,流动人口少,经济较落后,有限的政府资金支持与百姓较高的健康期望值形成巨大的落差。在各种难以尽数的困难与压力面前,北碚区的区管医院——重庆市第九人民医院开始了认真的思考:虽然困难重重,但还有差异化路径可作选择,创新大、风险大、机会便更大。实施区管医院差异化高速发展的关键在党、关键在人,人才是核心竞争力。党执政为民,鼓励创新。人的技术不足,可以理解,可以培养,而人的思想不能被禁锢,唯有解放思想,更新观念,拓展思维,开阔视野,付诸实践,才能找到破解困难的方法。

本章内容笔者以全程主持、成功实现区管医院差异化发展战略的医院主要管理者的角度,对近20年在战略规划与战术实施过程中客观存在、切身经历、十足感受到的区管医院面临的困难,区管医院差异化发展路径的起点选择、区管医院实现差异化发展的基本条件,差异化发展的评估与抉择等进行回顾性的提炼总结。事实依然证明:创新是医院发展不竭的动力,实践是检验真理的唯一标准。

🌱 第一节　区管医院常面临的困难

一、区管医院地理位置及简况

区管医院属于区县医院范畴,其行政管理隶属区县级政府,之所以称为区管医院,是医院所在辖区的行政命名为某某区或者某某县就将在该区管辖的医院命名为某某区(县)医院,如重庆市巴南区人民医院、重庆市铜梁县人民医院。随着某些县升格为区,其所在辖区医院也相应改称为区医院。

相对县级医院而言,多数区级医院在其市的主城区或在主城区的边缘地带。其所在辖区的人口数、经济发展比县相对要好一点,但离大城市医科大附院、中心医院更近,所以竞争也大。

也正因为处在主城区边缘,民众患者出于对大医院(因为多数大城市里有市级大型医院)品牌的信任,伴随着交通的改善,可以很方便地选择直接去主城区的大医院就诊治疗;自己认为是比较轻的疾患时,也可以图方便就在本地的社区诊所或者乡镇医院接受诊治。因此,主城区边缘的区管医院,更容易被边缘化。

重庆市第九人民医院原属重庆市市级管理医院,1997年重庆直辖市成立,将当时包括重庆市第九人民医院在内的四家市级医院下放至所在辖区内管理,成为重庆市北碚区的区管医院,其名称仍然沿用重庆市第九人民医院。

重庆九院于下放的第二年(1998年)兼并重组了当时的重庆市北碚区人民医院,2003年评审为三级甲等医院。2004年又兼并了当地的一家企业职工医院(华光仪器厂医院)。2015年将由卢作孚先生在1939年最早修建民生医院的住院部小楼重新修复,作为重庆市医学重点研究室——医院成本控制研究室(现改为重庆市医院成本管理研究中心)的办公地点。形成了如今一个院本部、三个分院、一个研究中心的现状(见图1)。

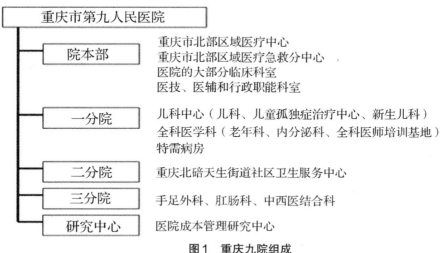

图1 重庆九院组成

二、区管医院的"三中"状况

(一)"三高""三低""三中"医院

中国的综合性公立医院依据其规模大小等笔者认为可大致分为三类。

1."三高"医院

高规模:其病床数常在1500张以上,多数为教学医院,或者是部属、省属和大型城市的市属综合医院。

高技术:其人才、技术、装备和专科水平均较高,学术、品牌有引领作用;诊治患者体量较大,基本占领高端患者市场、疑难病市场,能吸引多数中端患者市场。

高成本:病房基本设施配置较高;设备、人力资源等成本支撑要求高;政府投入往往也较多。

2."三低"医院

低规模:床位数在300张以下,多数为社区医院和乡镇医院等基层医院。

低技术:人才、技术、装备均为基本配置,诊治患者体量小,以为医院附近患者治疗常见病为主。

低成本:体量小、人员少,成本支撑水平低;患者就诊费用相对较低;近几年政府投入相对增加,绝大多数"三低"医院实行收支两条线。

3."三中"医院

中等规模:床位数在300~1500张,多数为区管医院、县级医院和部分市级医院。

中等技术:其人才、技术、装备和专科水平为中等状况,或有一些特色专科;诊治患者市场量中等且不稳定,高端患者、疑难病相对少,多数为中低端患者,其中端市场在缺严重分级诊疗情况下极易流失到"三高"医院。

中等成本:设备条件、人力资源等成本支撑处于中等状况;政府投入往往较少;患者就诊费用上比"三高"医院更有优势。

(二)"三中"区管医院的状况

随着经济体制改革的进行,医院也被要求采用经济手段进行经营管理,政府不再对公立医院承担财政兜底,在主城区边缘的"三中"医院不同程度地在品牌、人才、硬件、资金和政策上处于缺乏、薄弱状况,并相互影响。

由于没有各院各科各人的品牌效应,人才不容易被吸引,加上资金缺乏,人才条件不易被满足,硬件条件不易被改善,短期内整体技术水平难于提高,专业品牌也难于建立。

医院缺乏核心竞争力和品牌、患者认知度不高会导致医院的社会效益、经济效益不高,加上医院地处主城区边缘,患者容易到主城区的大医院就诊,医院求得生存发展的竞争力弱,竞争压力大。

长期以来的国有计划经济体制思维和大锅饭状况,使得医院要借助市场或社会资金发展受到限制,由于历史原因,区县级医院在辖区内、院内形成了"自己的孩子自己养"以及干多干少一个样的机制,优劳优得、多劳多得的激励体制的建立需要医院的经营管理者敢于承担和开拓创新。而这方面的挑战,区县级医院比以医科大附院为代表的大型医院更为艰巨。

三、区管医院的"五缺"浅析

(一)缺品牌

"好酒不怕巷子深","好酒"就是品牌,是消费者对产品的认知程度。就医院而言,其品牌是人们对该医院的医疗卫生服务质量、环境、文化等的一种评价、认知和信任,是其医疗卫生服务综合品质的体现。医院创品牌需要不断地提高技术水平,需要有品牌人物——学科带头人,能很好地解决患者需求,在创造医疗救治价值的同时,不断提升其核心竞争力,当品牌被市场认可并接受后,品牌就会产生其市场价值。由此可见,品牌的产生和积累并非一日之功。

区管医院之所以缺乏品牌通常有着如下原因。

1. 缺乏历史沉淀和积累

医院品牌需要有历史的沉淀和积累,需要医院若干代医学人的不懈努力。

北京协和医院由洛克菲勒基金会于1921年创办,创办之初就志在"建成亚洲最好的医学中心"。经过90多年的建设与发展,北京协和医院形成了"严谨、求精、勤奋、奉献"的协和精神和兼容并蓄的特色文化,创立了"三基""三严"的现代医学教育理念,形成了以"教授、病案、图书馆"著称的协和"三宝",培养造就了张孝骞、林巧稚等一代医学大师和多位中国现代医学的领军人物。

同济医院由德国医师埃里希·宝隆于1900年创建。这所百年老院,沉淀着物茂风华,如今已成为学科门类齐全、英才名医荟萃、师资力量雄厚、医疗技术精湛、诊疗设备先进、科研实力强大、管理方法科学的集医疗、教学、科研为一体的创新型现代化医院,其综合实力跃升国内医院前列。

湘雅医院由美国雅礼协会于1906年创办,初名雅礼医院,是我国最早的西医院之一。湘雅遵循"公勇勤慎、诚爱谦廉、求真求确、必邃必专"的湘雅校训,秉承

"严谨、团结、求实、进取"的湘雅精神,培养造就了张孝骞、汤飞凡、李振翩等一大批名医、名家。"湘雅"品牌也被国家工商总局认定为"中国驰名商标"。

中国人民解放军总医院(301医院)创建于1953年,医院秉承"允忠允诚、至精至爱"的价值追求,涌现出"模范医疗保健集体"——南楼临床部、"模范医学教授"——姜泗长、"模范医学专家"——卢世璧等模范群体和先进个人。该院先后被评为"国际模范爱婴医院""全国百佳医院""全国百姓放心医院""全国百姓放心示范医院""全军为部队服务先进医院",荣获全国卫生系统"文化建设创新奖"、国家卫生部授予的"医院改革创新奖"。

我国的区管医院多数为新中国成立后成立的,即使前身有医疗机构存在,也是规模较小的一般医疗机构,即使有较厚重的历史文化沉淀,也难有名医名科的积累。例如重庆九院虽是卢作孚先生于1927年创建的有历史的医院,但因种种原因无名医名科的诞生。当然,区管医院与上述这些大牌医院本来就没有可比性。此处比较也仅为说明品牌产生的原因之一就是有以名医名科为主的历史沉淀和积累。

2. 缺持续领军人才开创的专业

品牌背后是医院的软硬实力及其构成的有效运转机制、文化等,其中学科的领军人物在专业学科上的开创与发展构成软实力中的硬实力。

北京积水潭医院院长、被CCTV《人物》专栏誉为中国"骨科雕塑大师"、国内外医学领域知名骨科专家之一的田伟教授,1997年在创建脊柱外科时提出的"精诚、精艺、精心"科训,后经全院职工投票征集,获票最高,被选为院训。"精诚"内含着对医生品德的要求,"精艺"是指医生应该有精湛的技术并将之上升到艺术的境界,"精心"是要求医生为患者服务时应观察入微,精于思考,认真地为病人治病。如今,北京积水潭医院在脊柱外科、创伤骨科、矫形骨科、运动医学等领域居国际国内领先水平。

首都医科大学附属北京同仁医院眼科至今已有一百多年的历史,从1886年同仁医院建院,眼科医生姚潘汉、贺庆、蓝大夫、罗宗贤等将西方先进的眼科知识引入中国,促进了中国现代眼科的建立以来,一直追求最精湛的专业技术、最卓越的医疗品质,培养最优秀的眼科学专业人才,成为国内一流、国际知名的眼科中心。

四川大学华西口腔医(学)院始建于1907年的成都仁济牙科诊所,1917年建立的华西协和大学牙学院是中国第一所高等口腔医学院校。1951年更名为华西大学口腔病院;1953年更名为四川医学院口腔医学院;1985年更名为华西医科大学口腔医学院、附属口腔医院;2001年更名为四川大学华西口腔医(学)院。一百多年来，华西口腔医(学)院始终秉承"选英才、高标准、严要求、强能力"的人才培养理念，坚持医教研三位一体的现代管理模式，已发展成为国际知名的口腔医(学)院。

中国的区管医院多数是新中国成立后修建的小型医院，难有品牌和专业学科领军人物。计划经济时期，医院不能自主发展。市场经济时期又限于经济等条件难于将专业学科做大做强。

3. 缺口碑与市场的辐射

学科品牌和学科带头人的缺乏，规模又多为"三中"或"三低"状态，决定了区管医院以服务当地民众的常见病、多发病为主。医疗卫生进入"市场化"时期后，政府投入在相当一段时间里其资金投入城乡差异较大，省管、市管与区管差异也大，区管医院的发展资金受限，其服务环境改善滞后，高端医疗仪器无力配置，高技术人才不愿意来，因此医院、专科品牌口碑在超出本区县的市场辐射影响较小。

4. 缺适当的医院等级与规模

没有历史的沉淀和积累，缺乏领军人物构筑高水平的专科技术，加上当地的经济发展水平不高、交通条件不完善、资金资源有限等，决定了区管医院的规模普遍较小，多数在300张床位左右，专业学科规格、技术水平不高，多数区管医院处在二级医院状态。因自身规模、专科技术等条件限制，难于达到技术医疗市场准入机制要求；即使想要涉及高精尖、疑难病领域，由于其投入高、市场小，与区管医院服务定位相对不符，故服务能力也就只能是在常见病、多发病领域，也由此决定了其专业学科和医院的品牌内容等级。

（二）缺人才

1. 缺品牌，难引进人才，难留住人才

医院没有品牌，具有专业素质的领军人物难以引进，即使来了，缺乏相应机制和市场支撑，也难以实现可持续发展。没有专业学科的领军人物，没有品牌专业学科和导师，年轻的具有发展潜力的人才也不愿意来，即使来了，也可能留不住。

2. 缺领军人才的工作条件

区管医院资金缺乏，市场量小，交通不便，环境条件差，当地经济不发达，再加上相应的体制机制不足等，造成领军人才的工作条件短期内难于满足，长期也难于达到可持续实现领军人才引进的目的。

此外，区管医院本身体量较小，专业学科服务上常常是博而不精，而有些领军人才恰恰是精而不博，想做的市场不大，有做的又不能兼顾完成经营目标，从而出现

领军人才形象受损、管理不畅、内部不和等矛盾并难于调和,造成引进计划失败。

3. 缺更好物质待遇留住领军人才

医院选择引进领军人才实现专科发展、医院发展的目标,具有领军素质和水平的人才需要实现个人愿望和价值,这两者之间的连接需要有基本条件、过程条件等内外部条件。通常都会有基本条件包括给予领军人才住房或者住房补助待遇、学科职务,承诺薪酬待遇和相应的工作环境条件(相关仪器设备购置等)。随着工作的逐步开展,计划目标能逐步实现,当然没有问题。但是,由于各种原因,如市场不如想象的那么好、引进的人才由于个人或者其他的原因,使得计划目标实现滞缓甚至不能实现,而医院的薪酬待遇体系很大程度上需要依靠科室的业绩(市场、经济、社会、科研、教学等)来实现其成本支撑,系统内的薪酬体系是以该院整体而设置的,区管医院本身内部待遇与城市大医院相比较低,此时这个领军人才是否还能继续工作下去?

4. 缺处理"内培"与"外引"之间矛盾的办法

引进领军人才短期成本价高,但可以较快地提升专科建设速度,但引进的人才也需要适应该院文化,换句话说,不仅要有专业学识的智商,还要有相应的情商,这对多数领军人才是一个极大的挑战。自己培养人才短期成本不高,本土文化和人脉关系问题也较易解决,但由于区管医院的区域规划定位,市场大小、医教研等条件限制,自身培养出超越区域定位的名医或领导人才较难。

区管医院本身就不像教学医院有多年医教研相辅相成的体系、机制和人才储备,不一定有教学医院那样浓厚的学术氛围熏陶,人才众多时,医院也不一定有相对成熟的管理经验和方法,因此往往会出现"来了女婿凉了儿"、解决矛盾时"手背手心都是肉"的纠结。

5. 缺对领军人才的管理经验

实际上多数区管医院本身历史上就缺乏专科如何深化、领军人物如何管理的切实体验,医院本身就学科发展也没有相应的管理体系,是一种过去的习惯使然状态。当领军人才引进后,院科级领导干部如果不能很好地处理领军人才的各种需求或者解决相关矛盾,往往会适得其反。任何一个领军人才都不可能是完人,可能会有着这样或者那样的个性,医院又有着本土的文化风格,也许这个文化风格本身就不适合学科建设发展,也许这个文化风格不利于这个学科领军人才发挥,也许领军人才完全就"水土不服",不能找到差异化发展的路径,等等,都考验着医院的管理干部和管理体系。

（三）缺硬件

中国医疗卫生发展和改革大致可以分为三个阶段,从新中国成立的1949年至1979年的30年为第一阶段,笔者称为计划经济阶段。1979年至2009年的30年为第二阶段,可称为市场经济阶段。2009年新医改开始至目前为第三阶段,可称为新医改阶段。

在第一阶段,新中国刚刚成立,党和政府拿出了占GDP 3%的资金,在中国大陆逐步建立了世界上前所未有的医疗服务体系和医疗保障体系,医疗服务体系中包括了城市医院建设、区管医院建设、乡镇卫生院建设等。医疗保障体系中包括了企事业单位医疗保障的公费医疗和劳保医疗及农村合作医疗,并以远低于成本的价格为民众提供医疗服务。这些医院不考虑其成本支撑,由政府财政兜底解决。但那个时代的硬件条件与现在相比要简陋得多,即使是城市医院也很少有带卫生间的病房,没有设备带,没有空调,除了棉签、棉球外,绝大多数医疗耗材需要回收处理后重复使用。更没有如今的彩色超声波、CT、核磁共振、微创介入等。

在第二阶段,随着我国开始经济体制改革,政府逐渐开始减少对这些公立医院的财政拨款,要求医院采用经济手段进行经营管理,因此医院主要依靠药品差价、各种诊疗检查以及提供医疗服务来求得生存与发展。故此阶段又称为市场经济阶段。为了更好地赢得市场,医院竞相改善医疗服务条件,包括增添各种先进医疗设备,修建条件较好的医疗用房,发展更加先进的医疗技术等。有研究表明:仅以2004年至2009年6年时间计算,全国综合医院固定资产由2004年的3 044.4亿元增加到2009年的6 695.2亿元,国有资产增值额度为3 650.8亿元。同期医院负债从2004年的1 170.2亿元到2009年增加为3 445.7亿元,增加额度为2 275.5亿元。同期政府以包括支付离退休人员工资补贴为主的所有财政投入共计为1 916.3亿元。[1]

2009年开始了新的医改,为此把2009年至今称为新医改时期。

新医改重新确定了医疗卫生服务的公益性,以建立医疗保障体系、公共卫生体系、基本医疗服务、国家基本药品目录和进行公立医院改革为内容。到目前为止,覆盖全国95%以上人口、地区的医疗保障、医疗服务和公共卫生已经基本建立,覆盖大多数疾患的基本药品目录也已建立,公立医院深化改革正在进行,到2015年有1300多个县市成为县级公立医院改革试点城市,66%的县市取消了药品

---

[1]张培林,刘宪,龙攀.平衡计分卡在医院管理中的理论与实践[M].重庆:西南师范大学出版社,2014:84.

加成。每个省、自治区（西藏除外）至少有1个公立医院改革试点城市。应该说，2009年以来，新医改已经取得了巨大的成效。

但也正如在国家卫计委的《深化医药卫生体制改革2014年工作总结和2015年重点工作任务》中指出的：“医改是一项长期艰巨复杂的系统工程，特别是随着改革向纵深推进，面临一些较为突出的困难和问题。”

区县公立医院是公立医院深化改革的排头兵，随着政府的财政投入加大，相当部分区管医院的硬件条件已在改善。由于各种原因目前还有着如下的问题。

1. 缺支撑先进技术的设备

在第一阶段，区管医院初步建立，与当时的城市大医院比较，可谓是缩小版，规模、装备及服务条件与当时的国情、医疗技术水平相适应，较为简陋。

进入第二阶段后，尤其是经济、交通欠发达的地区，政府投入资金较少、所在区域人口相对较少、领军技术人才及装备基本不可能引入等制约了区管医院的发展。

在进入新医改时期后，尽管国家有着“强基层”等政策的倾斜，但到目前为止，区管医院与城市大型医院在技术设备上的差距依然越来越大。

2. 床位规模小、条件简陋

与缺乏先进技术和装备原因一样，在第一、第二阶段中，多数区管医院虽也有一定程度的发展，但仍然处在床位规模小、条件简陋的状态。

进入新医改阶段，各地情况有所不同。有些区县在政府重视民生和有较多资金投入的推动下，其区管医院已经有了较大的发展。尤其是一些远离大城市、人口众多的区县，已经达到了中等医院中规模较大的医院水平。

3. 缺其他辅助条件

除了资金投入、硬件建设外，医院要有较好发展，还需要有相关辅助条件。

如果交通条件不能改善，或者改善滞后，虽然当地患者不易流失，但引进领军人才，建立品牌专业学科不易，自己培养的人才也容易流失。而随着交通条件改善，区管医院发展仍然缓慢，技术水平不高时，患者仍容易流失。

由于规模小、技术水平不高，随着我国对医疗技术门槛的限制管控举措，区管医院也不可能开展一些受限制的医疗服务。

（四）缺资金

1. 市场小、自身经营运行难

区管医院规模小、技术能力相对弱，加上医疗服务“虚有价格、虚无成本”，使得其经营运行、生存成本支撑成为医院领导时刻关心的大事。在药品取消二次议价后,多数医院常常依靠延期付款的方式来保证医院维持运行的现金流支撑,也有通过"过诊过治"获得资金资源填补医院需求的行为。

新医改以来,有些区管医院停止执行药品零差价政策。政府由于没有足够的资金补偿,也一定程度地默许医院创利或者药品二次议价,医院所得款项上缴政府作为财政补贴再下发给医院。这样既可缓解政府财政压力,又可使医院有生存运行成本。但这种补偿是依赖于药价虚高这个前提,且补偿的法理也存争议,似乎也不可持续。

2. 当地政府对医院投入少

重庆市医院成本管理研究中心的一项研究表明:按照新医改,政府对公立医院"六项埋单"要求的投入补偿的资金额度约占医院总收入的24%,而实际财政投入补偿不到10%,多数区管医院甚至长期低于5%。

全国各地区政府投入补偿有差异,东部地区高于西部地区,中部地区低于西部地区,同一地区各省市间也有差异,同一省市不同医院间也有差异。省市级城市医院高于区管医院,城市地区高于乡村地区。有研究表明,政府投入补偿与区域人口数、每千人口床位数有关,但与医院工作量不相关。

政府对医疗卫生的财政投入按中央、省市、地市、县、乡五级财政结构组成,中央和省市的卫生支出占整个政府卫生支出的40%左右,地级市、县级和乡级占60%左右,其中县级占整个政府卫生支出的43%左右。1994年税制改革以后,地方财政收入约减少到全国财政收入的50%。但在承担卫生支出上,地方承担了60%以上的责任,事权没有和财权匹配,地方财政尤其是区县财政压力较大。在没有量化规定对公立医院的财政投入的情况下,当地政府对医院的投入差异很大。

有些区本身就位于大城市的主城区中,因其同时有省市级教学医院的存在,医疗资源丰富,患者可以很方便地得到诊治。以重庆市为例,其渝中区由于有教学医院、市级医院多家,渝中区每千人有病床数14张,而位于主城区边缘的北碚区,没有市级财政供养的医院,其每千人病床数接近4张。如此,渝中区政府财政卫生支出压力较小,民众患者看病就诊较为容易、方便,而重庆九院所在的北碚区则是另一种状况。

3. 银行"嫌贫爱富"

区管医院规模相对较小,经营上又不可能有更多的结余,在政府投入不足的情况下需要较大数额的资金去修建业务用房或者购置大型设备时,银行贷款是一个选择。

但银行出于对放贷资金安全的考虑,通常是找经济效益较好的单位而表现出"嫌贫爱富"。区管医院的借贷要想成功,一是需要有足够的结余支付借贷费用——利息;二是需要有足够的流动资金维持现金流滚动;三是需要尽快提高服务质量,得到较好的规模效益。

目前,政府已经不允许公立医院产生新的借贷,区管医院现时发展的资金来源主要依靠符合区域医疗规划并被政府允许后的财政投入。

4. 引进企业资金到公立医院的顾虑

在第二阶段中,有相当部分医院与企业合作,通过"投放"、租赁等合作方式,获得医院所需要的医疗设备升级、业务用房改造资金。企业则在医院改善后的经营中,以分期分批方式获得相应的资本回报。但这一方式也带来一些值得深度思考的问题。

(1)企业资本进入公立医院的顾虑

企业资本进入医院是市场行为,是期望获得最大效益的回报,其通过系列运作,可以在阶段内加快资金收回和利益增长。因此不可避免地出现引导患者增加医疗消费的行为,从而影响规范化的医疗行为,也加重了医疗负担。

(2)国家政策实施顾虑

出于控制这种企业资本进入医院创利的行为,20世纪90年代后期,国家卫计委逐渐强调不准企业资本在进入医院后采取"投放"、租赁等操作方式。随着新医改的开展,现又期望民营资本进入医疗卫生系统兴办民营医院,以借助市场力量来达到缓解看病难的目的。而上述的民营资本进入公立医院的合作形式尚未解禁。区管医院发展资金短缺的问题,目前还不能通过此种形式解决,通过由企业托管医院虽然可实现发展资金进入,但国有资产能否保值增值、医疗行为是否合乎规范以及医院的公益性能否保持等,尚有待论证。

(3)医院管理上的顾虑

医院某个科室在引入企业资金进行改造后,其设备环境得到较大提升,加上市场化经营,可以较好提升科室形象、医疗工作环境和一定程度改善医务人员待遇。但与此同时也带来一些新的问题。

民营资本投入导致的新医疗项目的增加,在给患者带来可能提升的医疗质量的同时也增加了医疗费用,有可能使得患者其他需要诊治的项目受到费用限制而无法实现,如此有可能会挤压其他科室已经开展的医疗服务项目,而使得其他科室的利益受到影响。如此会产生科室间的矛盾而使得医院管理纠结。

(五)缺政策

1. 公立医院姓"公"而不够"立"

新医改以来,公立医院的公益性已多次明确,但公立医院的公益性要如何"立"则没有明确的要求。2012年1月12日,在全国卫生规划财务工作会议上,时任卫生部副部长的陈啸宏就已经指出:"当前,公立医院改革的一个难点还在于对'公'和'立'的理解把握。""公",就是以国有资产为主体。我国公立医院主要包括政府举办的、国有事业单位举办的、国有企业举办的、军队举办的,而且是非营利性的,举办责任涉及政府各个相关部门。只有这些部门相互协调和配合,形成合力,才能真正履行好政府举办公立医院、维护公益性的职责。"立",就是政府财政的保障力度和程度。有了真正的"立",才有前面"公"的真正实现,正所谓皮之不存,毛将焉附? 由此,原卫生部副部长黄洁夫认为中国尚无一家真正意义上的公立医院,因或多或少都需靠逐利维持运行。例如,应明确财政补助收入占公立医院总收入比重达到多少才能保障公益性。各级政府应量化落实对现有公立医院的财政投入,进行优化配置和调整,建立科学、规范、可持续的运行机制,切实保障公立医院的定位和发展。也正因为"立"的不明确,目前公立医院的公益性职责履行的成本支出主要依靠医院的经营创收维持。

区管医院多为公立医院,其规模多为"三中"医院,由于"立"的内涵不明确,或者明确了却没有相应地给予落实,其"五缺"状况相对于以医科大附院为代表的大型医院就更为严重。所谓公立医院深化改革进入深水区的最显著矛盾就在于此。

2. 主管部门缺位与越位并存

主管部门的缺位与越位,导致了公立医院姓"公"而不"立"的状况。公立医院现在有多个部门在管,卫生、财政、医保(人社)、物价(发改委)等,都在刚性地强调公立医院的公益性、医疗质量安全、缓解看病难及看病贵情况乃至医院安保强化配置等,这虽可视为主管部门的职责之所在,但公立医院公益性体现所需要的成本支撑,公立医院医疗卫生队伍稳定、素质提高所需要的成本支撑等政府财政投入保障则缺乏刚性要求,甚至存在缺位的状况。

现实情况下,以前也有文件规定了医院的一些自主权,去行使公立医院的公益性职责,履行的成本支出需要依靠医院的经营创收,而主管部门也许出于某种需要对这些医院的自主权进行干预,但又不愿意为此承担后果和责任。如某市强调要医院变"多劳多得、优劳优得"的绩效工资分配方式为"缩差共富"的计划经济分配方式;主张医生多执业却又不考虑医生是"社会人"还是"单位人"的现实状况,过去强调"病人选医生、病人选医院"的市场性竞争服务,结果是此状况被泛用,导致基层医院病人不愿意去,大医院解决疑难病症的优势资源被常见病、慢性病占据;市场化的结果,导致大医院"大小通吃",小病在社区、大病在医院的分级诊疗体系难于形成,医保基金难于承受,患者觉得大医院看病难、看病贵却又不愿意去基层医院,医生都想朝高处走的混乱局面。

(作者:阳光　张霞　张培林)

第二节　区管医院差异化发展路径的起点选择

一、医院发展的常规路径起点

医疗卫生服务面对的是人,因此医院需要高端技术、精密的医疗设备和高学历的医务人员来进行医疗卫生服务。所以绝大多数的综合性医院通常以提升医疗卫生服务技术质量作为医院发展的起点。故有引进人才、购置先进高端医疗设备、推行先进医疗技术等举措,从而使医院依靠高精尖技术品牌而迅速发展。其路径可视为:技术—服务—机制—品牌—文化。

以人才、高端技术、高端设备为发展路径起点,的确有着常规性、习惯性、先进性以及发展快、品牌容易建立的优点,但需要有足够的资金资本来运行,需要有给予一定待遇且能够留得住、养得起的高技术人才及团队来具体实现。

但这对于有着不同程度"五缺"状态尤其是缺少资金的区管医院来讲,则有着"望洋兴叹""力不从心"的尴尬。

二、医院差异化发展路径的起点选择及案例

虽然有着不同程度的"五缺",但并不是说区管医院就没有可发展的机会和路径。也正如"上帝关上了门,但会打开一扇窗",机会不会给没有准备的人,机会在众多困难、矛盾中隐藏着,等待着有识之士去发掘。

(一)有识之士——区管医院的领导干部

中国医疗卫生发展和改革进行到目前为止,全国各地已有相当一批区管医院找到机会,确定了自己差异化发展的起点和路径,综合分析通过改革创新差异化发展取得成效的区管医院,可以看到有如下特征。

1. 优秀的领军人物

"列车跑得快，全靠车头带"，医院的院长就是医院这辆列车的车头。这样的院长应该或多或少都具有"五个家"的素质。

政治家：有视野、有思想、有规矩、懂方圆、处变不惊。

企业家：经营有方、干练果断。

外交家：善于沟通，善于借力，言谈举止恰当。

军事家：有战略战术，会谋略安排、排兵布阵、资源利用。

医学专家：内行、业务熟悉、能掌控流程环节。

再加上勤于思考分析、勇于改革创新，精于管理经营，善于实践总结，敢于担当，乐于奉献，从而带领"列车"从众多矛盾、问题中找到前进方向，从困境中找到突破路径。福建三明的医改，广东省中医院的文化医院、重庆市中山医院的病人选医生，重庆九院的医院成本管理研究，等等，其医院和部门的带头人无一不体现出这样的精神素质才华，并深深地感染和激励着周围的同道一起奋斗。

2. 优秀的执行团队

好的"车头"必然会创建出合适的机制，发掘出能取长补短、共同合作奋斗的团队，形成高效的执行力，进而使管理放大，有效分配和利用人、财、物、信息、时间资源，"抓大事、洗脑筋、多授权、勤过问、要结果"；"看准时机，及时出手，操作有方"；"大事要走，小事要守，中事要推，特事要扭"；提升"经验—科学—哲学—文化"管理水平；在合适的时间朝合适的方向派合适的人，用合适的方法做合适的事，工作就能有效推进并实现可持续发展。

3. 当地政府、主管部门的鼓励和支持

尽管当地政府因这样或者那样的原因导致对医院的投入补偿不足，但并不意味着它们不支持改革创新，实际上自改革开放以来，从中央到地方的各级政府一直坚定不移地支持医院的改革创新发展。

换一个思路去看，有钱办事谁都会，关键是钱不多还能有效整合资源、发掘潜力办大事，这才是王道！邓小平同志说得很好："不管白猫黑猫，抓住老鼠就是好猫！"你能做出成绩，就是政府的业绩，能不支持吗？主管福建三明市医改的副市长詹积富就这样讲道："没有书记、市长的全力支持，不可能有今天三明市的医改结果！他们就是三明市医改的最坚实的砥柱。"

（二）改变不了体制可改变机制——建立符合新形势医院绩效管理机制

公立医院属于国有体制，而走"技术—服务—机制—品牌—文化"路线，以高端技术为突破口显然对多数区管医院不适合，其人才、成本等需求较高，而适宜高技术的市场群体很有限。因此走"机制—服务—品牌—文化—技术"的路径也许是适合的。要先有好的服务效果，首先要建立促进服务的机制，而这个机制就是绩效管理。

1. 新形势下国有医院面临的绩效管理

进入第二阶段即"市场化时期"，公立医院已逐渐依靠自身的经营收入来维系医院的生存发展，这就需要激发干部群众的工作热情，达到强化经营管理，获得较好的社会效益、经济效益的目标。而计划经济延续下来的"大锅饭""自己的孩子自己养"和平均主义思想仍然普遍存在，在都是国家"主人翁"的情况下，只能以教育为主的方式去管理，平均主义思想又会使优秀人才积极性难于发挥，即使有所作为也容易被"平均"而不能持续，优劳优得的薪酬方式难于实现，工作缺乏活力与动力。

但是，改变不了体制可以改变机制，打破长期已经习惯的"求均""求平"以求得"稳""和"的思维模式，创立激发干部群众的积极性和潜力的激励机制，建立符合现实状况的绩效考评体系，这不仅仅是区管医院，也是几乎所有公立医院都面临的"绩效如何管理"的重大挑战，需要尽快解决。

2. 建立新型医院绩效管理需要解决的问题

绩效管理系统应具有三个核心功能：能完成组织的战略目标和任务；能激发员工的潜力，提高工作质量和效率；能客观评价贡献和价值。

我们在进行绩效管理实践和与其他区管医院的交流沟通中了解到，区管医院客观存在着一些问题，需要在实施绩效管理前或者在实施中加以解决。

（1）医院战略发展设计缺乏或者不完整

存在的问题：多数区管医院对医院战略制订认识不足，不知如何设计制订，目标设计缺乏依据（目标实现的关键要素和组织能力）或者有战略目标而实施计划却相对脱节，整体设计目标未能有效层层分解至具体部门，局部行动行为未能与整体战略一致，等等。

解决办法：须用好PEST、SWOT、竞争力分析等工具客观分析出医院的内外环境、发展趋势、关联要素，找到影响医院发展的关键要素，分析出医院差异化发展的突破点、路径、支撑要素并以此来制订医院战略，从而形成各阶段可行性计划并分解落实,以此为基础来制订相应的绩效管理系统,如此才能系统、整体、有阶段、有层次地开展工作。

(2)相应组织机构和岗位设置

存在的问题:管理观念需要由过去的简单粗放型转变为现代管理型(经营、医学科学的发展、信息化等);要求员工听话、服从、叫干啥就干啥的模式要向激发其主观能动性、调动其积极性转变;相关管理制度、规章、流程,与岗位设置及其职能、责任、权力适配;等等。

解决办法:在原有的组织机构和规章制度流程的基础上,依据医院战略及执行计划、相关各项任务流程,全面梳理全院各个组织机构及各个岗位,明确其职能、职责、权力,并做相关描述和说明。

(3)解决历史形成的人力资源问题

存在的问题:公立医院是国有单位,历史上有部分人员因子女顶替父母工作、当兵复员转业等各种原因,并不具备医学服务的知识和技能而进入医院工作,也有个别高学历低技能的医务人员存在。新的绩效以优劳优得为基础,对这部分人员,该怎么办?

解决办法:事前充分调研,找出这些人有多少,并仔细分析各人的具体情况,尽可能地安排能够发挥其特长的工作并适时派出学习,提升其工作能力。实在不行,应做特殊考虑,不能影响医院的整体计划推进。例如医院成立三产办,此类人员在三产办应做特殊安排。

(4)规则制订、实施的问题

存在的问题:绩效管理有很多的管理理论和方法,但到目前为止没有哪一种方法是可以完全解决所有问题的,其原因就在于各单位的具体情况不同、战略计划不同。也正因为如此,各单位也许计划很"丰满"、理想,而现实执行很"骨感"、困难,矛盾很大。尤其是现在公立医院还面临人力价值严重低估,靠药品差价和部分检查来补偿的困窘局面。

解决办法:事前充分调研、分析、策划,全员参与规则讨论,管理人员应注意加以引导,经过全院最高行政机构——全院职工代表大会讨论通过,并分阶段实施,而阶段实施中也应进退有据,循序渐进。

(5)选用有效的绩效管理工具

存在的问题:绩效管理工具和管理方法有很多,选用什么常常难于取舍。已知的常用的有关注流程质量的ISO9000族;360度考评、缺陷管理能全方位地严格考评,但较为复杂,管理成本很高;目标管理、关键指标考核似乎又不能解决事中问题;评级量表能解决量化问题但又受晕圈效应的影响;价值点数法对人力资源管理来说是一个好的选择,但价值点的确定尚不成熟;平衡计分卡是一个很好的综合平衡、互动逻辑、量化考核的管理方法,但其中的某些指标量化目前尚有争议。绩效评价指标就更多,每一个指标如何选择? 如何量化? 外出学习考察时别人做得很好,但拿回来就有这样或者那样的问题。

解决办法:笔者认为,管理就是在有效的前提下尽可能简单地选择绩效考评工具和考评方法,要考虑到绩效管理是医院整体管理中非常重要的组成部分,但它不是独立的,而是相互关联的,要选合适的,不选成本贵的。有效指标的选择是依据战略目标,确定达到目标的关键性指标,进而选择实现关键性指标的支撑性指标组成指标体系。并要注意阶段性实施中指标实现的可行性,不是所有的问题都能一次性地解决。学习借鉴其他兄弟单位行之有效的实施绩效管理的做法,不是指标照搬,而是学习建立指标体系时思考、分析、确定的过程。有关平衡计分卡在医院绩效考评中的应用,可见本系列丛书第一部《平衡计分卡在医院管理中的理论与实践》。

(6)医院绩效管理是一把手系统工程

存在的问题:有的单位把绩效考评按照医院财务会计管理制度要求放在财务科;有的院领导则把医院绩效管理交给某个部门或者某几个人去做,他只要点头摇头即可。

解决办法:笔者认为,把绩效放在财务科不是不可以,问题是绩效不仅仅是计算奖金和财务,还是医院整体管理(包括医疗质量安全、科室学科发展建设、员工学习进步并能热情工作、患者客户满意、医院和员工都能获得可持续发展的经济效益和社会效益等)的考评机制,因此它不仅仅是一个机构,也不仅仅是某几个人的工作,它是一个在一把手亲自领导指挥下的全院、全员、全程的系统机制建设实施工程。

(7)形成PDCA可持续机制

存在的问题:医院所有的工作都是围绕着医疗卫生服务而进行的,每家医院在其经营、发展过程中,都会有各种因素导致这样或者那样的事件发生,是就事论事解决还是通过采取有效的工具,建立良好的机制,分析事件产生的各种因素(系统的、偶然的)等,找到方法进而促进发展或者改进缺陷?

解决办法:有多种方法、工具可以使医院形成PDCA机制以促进自身的良性发展和缺陷改进。"新三甲"审评标准中采用的痕迹追踪管理,通过对事件发生和处理的各环节进行"透视"分析,找出影响因素并加以改进而实现PDCA;医院也可以在绩效考核系统中设置缺陷整改指标来达到目的。要注意的是,作为医疗机构,再怎么提高医疗卫生服务质量安全都不为过,但要注意的是,提升医疗服务质量安全要有成本支撑底线,而医院要控制成本也需要有医疗卫生服务质量安全保障底线。两者若走向极端,在现实医疗管理中皆不可行。

3. 相关案例及简要分析

把上述的各种问题和解决方法以及建议、思考等通过下列医院案例进行实用性描述说明,为读者提供参考。

(1)平顶山煤业集团总医院

该院为一家企业医院,1999年医院进入自收自支状态,由于非专业人员过剩并收入高,技术人员收入低,薪酬结构中固定工资占比最高可达80%,形成工资晋升靠年头,知识技术与劳动报酬背离,技术骨干有机会就要跳槽,医院工作效率低下的局面。面对危机,该院突出树立人才价值观,做好岗位设置,建立以技术、知识为主的多因素的薪酬结构,加大绩效工资分配比例至60%~70%,形成全院、全程、全员参与的考核淘汰机制,等等,干部员工工作热情被激发,员工满意度上升,曾经离院的骨干陆续回到医院,形成"努力工作,我与医院共成长"的企业文化氛围[①]。

从战略上看,医院以创新绩效管理作为切入点和路径,并树立人才价值观,设置合理岗位,形成优劳优得绩效体系,促进了医院的良性发展。2005年该院有床位1100张,中高级技术人员790人,10年后,该院床位发展到1600张,中高级技术人员702人。

(2)重庆市第九人民医院

该院先后通过兼并重组当地一家一级医院和一家职工医院,采用"五合"方式进行了整个医院的人员重组,为实施绩效管理、深化改革奠定了基础。经过充分的"优劳优得"的观念引导,全院讨论,职代会通过,采用"二八原则",向一线科室倾斜,级差逐步拉开,实施绩效工资模糊弹性发放。该院通过三甲评审后,又在原来的绩效管理基础上,采用平衡计分卡管理理论,形成了以财务成本支撑为核心,并能兼顾患者、医疗质量安全各环节与学习成长的规范化考评管理体系,按照医院战略发展需求,解决了人力资源和科室建设、岗位设置匹配问题,促进了学科建设发展。通过规则透明、绩效工资具体数目模糊发放的形式,促进了骨干优劳优得,实现了分配公平到分配公正、机会均等,充分调动了员工积极性,促进了医院的协调可持续发展。此绩效体系荣获中国医院协会首届科技创新奖。

---

①张玉韩.建立人力资源价值观的医院薪酬激励管理[J].中国医院,2005(10):26-28.

（3）山东大学第二医院的痕迹追踪对绩效管理的意义

作为国家卫计委委属的山东大学第二医院于2011年成为全国第一家通过新版评审标准的三级甲等医院。新版三甲医院评审标准借鉴国际医疗卫生机构认证联合委员会(JCI)医院评审标准内容，其中之一就是采用"追踪评价法"对医疗服务质量安全进行审评。

追踪评价法又称跟踪评价法，其核心内容是通过医院发生的各类事件（患者就诊流程、各种工作记录、值班记录、患者投诉等）中的某些环节去寻找管理的漏洞、不足，从而提高医疗质量安全，形成可持续改进。

同样，追踪评价法在对医院科室的绩效管理中可作为考评指标之一——"可持续改进"，意在对该科室的管理中的常规性的流程和环节等进行追踪调查、评价并改进，以提高医疗服务质量安全。

（4）医院绩效管理的外部评价体系

目前，北京、上海、广东深圳和江苏镇江等地对建立医院绩效外部评价体系做了相关的探索与实践，并已有初步成效[1]。医院外部评价体系包括医院的主管部门、患者、社会人士，当然也包括媒体。体系中可设置各类有关医院医疗卫生服务评价指标，由上述有关人士进行考核评价，给出的结果可作为医院绩效考核的参考。

公立医院实施公益性医疗卫生服务，理应接受主管部门、社会公众等的监督、评价，实际上各家医院都设置了不同程度的有关制度、考聘的指标来接受这样的检查、评价和考核，只是其权重存在评价机制上的不同。

笔者认为，公立医院绩效的外部评价体系有第三方参与是很有必要的，但不能仅仅停留在一些测量满意度的调查问卷上，更应该而且更有必要的是：对医院出现的问题也借鉴"追踪评价"方式，弄清楚为什么会发生这样的问题，从而找到事件发生的真正根源，进而帮助医院不断改进。比如说，医院为什么要"过诊过治"？医师为什么要开"大处方"？医院的医疗卫生服务项目为什么不能反映真实成本？这样又会带来什么样的影响和后果？这样，第三方外部评价体系才会有推动深化医改和兼顾好政府、医院、病人三者平衡的真正的价值，而不是仅仅对医院说教一番，不能解决公立医院姓"公"而未"立"的问题以及经营过程中有关成本支撑、价格不能反映价值、成本等实际问题而"重复昨天的故事"。

---

①曹琦,沈慧等.医院往哪走 绩效外部评价设路标[N].健康报,2015-12-14第五版.

(三)区管医院的市场

1. 区管医院的服务市场在哪里

区管医院多数属于"三中"医院,其不同程度的"五缺"和规划布局决定了区管医院的服务对象和市场基本情况:当地民众的常见病、多发病诊治和健康保健。

随着疾病谱的改变、人口老龄化等,常见病、多发病占据了整个患者比例的70%以上,常规的、并非高精尖的医疗服务技术手段的使用率也占70%左右。

高精尖技术的掌握和应用,需要人才、设备及其相应的成本支撑,而这恰恰是区管医院的短板。从市场分化占比的视角看,采用需要高成本支撑的高精尖技术服务于30%左右的疑难杂症市场,对于区管医院也不见得就是合适的选择。

因此,采用常规诊疗技术服务于常见病、多发病成为区管医院的市场目标。当然,随着区管医院的不断发展,在有条件的时候当然也可以向另外30%的市场进军。

2. 建立新型区管医院服务体系需要解决的问题

有了明确的市场定位,就能明晰战略制订、相应的计划执行及机制建设和相关资源配置。区管医院在这一过程中常常有如下的问题需要注意并加以解决。

(1)常见病、多发病的常规医疗技术诊治问题

存在的问题:教学医院出于科研教学需要,客观要求医务人员要不断接受医疗服务诊治新的思维理论和技术方法并用于临床实践,除了成本支撑、平台建设等因素外,这也是教学医院容易形成专业引领、容易创建品牌的原因之一。区管医院由于没有这样的机制,医务人员更多的是依靠临床经验积累,接受新的诊治思维理论及技术方法相对迟缓。

解决办法:因此,区管医院可以参照教学医院相关模式,建立不断提高诊治思维理论和技术方法的机制,包括读书制度、疑难病症讨论制度、继续教育制度和相应的绩效管理指标等,尤其是对专业科室的学科带头人更应有这样的要求。这样,在诊治常见病、多发病时,即使有丰富经验的临床医师也能不断地提升技术技能,并能在实践中更上一层楼,所需要的成本也不高,主要是贵在坚持。这样,区管医院在面对"三高"医院争抢中端及常见病、多发病市场的技术竞争中才有可能立于不败之地。

(2)服务环境打造与维护

存在的问题:区管医院由于历史和资金资源问题,新的业务用房难有大笔资金兴建,即使有新建业务用房,在装饰、装备的现代化上也往往因资金限制而不能

达到上档次的要求；老的业务用房设施简陋，改造不易，进而容易形成"破窗"效应，维护不给力，致使病房、诊室、环境条件较差，患者来院就诊时感官印象较差。

解决办法：如果业务用房确实破败或成危房，应想尽办法做好符合规划的建房立项工作并尽快修建新楼。新楼修建应符合医院环境特征，房间设计应多有功能间的考虑。如旧房还能用，就适当改造，充分考虑服务流程。装修不是以豪华、"高大上"为目的，而是以实用、洁净、温馨为主。巧妙实用的设计和装修不仅可以节约资金并达到效果，还能为今后的维护提供方便。

(3)医疗卫生服务流程

存在的问题：医疗卫生服务的流程可以看成两个方面，一个是为患者服务的流程，另一个是如何为临床一线服务的流程。前者可视为外部市场，以患者为中心；后者可视为内部市场，以如何为临床的医疗服好务为中心。

通常以患者为中心都能尽可能地做好，如设置咨询台，做好指路牌，尽量减少患者排队的情况，设置转运车帮助行动不便的患者，建立绿色通道，设置各种应急预案，注意保护患者隐私，提供更具人性化的服务，利用信息系统预约挂号、就诊、检查、取药，等等。

而内部市场需要行政职能科室面对两方面的客户，一方面是如何让临床一线医务人员更方便、更容易开展工作，做好对患者的医疗卫生服务；另一方面则是面对主管部门等机构。目前，不完全的市场经济和计划经济共存，政府缺位、越位均有，决策责任让执行者承担等情况，考验着医院管理者的心智。

解决办法：关于如何做好对患者的医疗服务，流程已有很多介绍，笔者认为，以患者为中心、为基础，结合医疗质量安全需求，依据诊治疾病指南规范，结合成本核算，不断探索各种最佳服务流程，是目前乃至将来的努力方向。同样的情况也适用于内部市场的服务流程再造，有了调研得来的相对精准的数据，对于不恰当的原有流程进行再造，可为其做好临床一线服务奠定基础。针对主管部门的越位、缺位和一些不必要的行政命令干扰，要从理解的角度，针对具体情况采用符合医学客观规律的方式方法加以说明或者说服，切不可盲目执行。

(4)医患沟通

存在的问题：做好医患沟通是医务人员在医疗卫生服务过程中必不可少的工作。通过医患沟通，使患者及其家属知晓目前患者情况和接下来可能会发生什么，并做好相应的心理准备，对将要采取的医院处理方案进行一定程度的选择。

而目前，市场化使得医患间信任度差，部分不真实的和个别不懂医学的复杂性，只单纯从知情权等角度出发，强调要让患者知晓一切，否则就是医患沟通不够的报导等,加重了这样的不信任状态。

由于医患沟通受到疾患的多变性、听者的教育背景、专业知识背景、时间是否紧急等诸多因素的影响,患者及家属不可能完全懂得或者真正理解疾患的发生发展情况(如果都能知晓,实际上医学就是一门很简单的学科了,或者就不需要医生了),使得医患沟通难于达到理想效果。

解决办法:体制外的因素,医院、医务人员是无法解决的。但越是在这样的情况下,无论是从加强患者的信任、减少不必要的干扰的角度,还是从对医护人员自身保护的角度看,医护人员越要加强自身人文素质、医德医风修养,形成良好的、自然体现的急患者所急、想患者所想的服务态度,在沟通中能表达出问题的关键所在。笔者认为,长期坚持下去,不仅可得到更多的患者的信任,有利于诊疗工作的开展,也可减少医患纠纷并塑造医护人员的良好形象,树立良好的口碑。

3. 相关案例简要分析

如下案例从不同角度反映了对常见病、多发病的医疗服务,尽可能地贴近民众需求,而且也不一定就需要更多的成本支出,供读者参考。

(1)重庆九院护理部倡导的"为病人多说一句话"列入清华大学医院高级管理研修班教案:入院时多说一句话,使病人感到温暖;操作前多说一句话,使病人消除顾虑;操作后多说一句话,使病人知晓放心;检查前多说一句话,使病人少走冤枉路;留标本前多说一句话,使病人一次完成;出院前多说一句话,使病人顺利办好手续;为安全多说一句话,使病人避免意外伤害;为康复多说一句话,使病人提高自我防护能力。

该院骨科护理班组由此引申出"五多一问"。

五多:在病人床边多停留一分钟;对病人再多一点耐心;解释病情多些主动性;用语多些"普通话";每天下班前多巡视一遍病房。

一问:有问必答,首问负责制。

这样的护理服务会给患者带来安心,使患者感觉随时有人关心他,并有战胜病魔的信心,进而增加患者的信任度而获得市场。

借此机会笔者在这里也呼吁一下,在给医务人员提出希望为患者服好务的同时,也多给我们的医务人员一些鼓励,多做一点能让我们医务人员的劳动付出与成本、价值相当的事情,能够早一点建立诸如经专业学习和培训的护士做一天特别护理费用仅有30元与未培训的一般护工一天陪伴费150元比价、一个主治医师在门诊接待一位患者的诊疗费3元与擦一双普通皮鞋3元钱的比价等医疗服务项目应有的价值体系。

(2)重庆北碚天生社区卫生服务中心的"四定"社区卫生服务工作模式

该中心为加强社区人群健康档案建立、慢性病规范管理等社区卫生服务工作，从2008年6月起逐渐采用了"四定"服务工作模式。

"定人"：由2名全科医师、3名护士组成固定的社区健康管理责任小组，划定相应的责任社区，每个小组成员都有较为明确的、具体的角色划分和任务。中心公示医护人员照片、联系方式，让所辖社区的居民知道"谁"在进行社区卫生服务工作。

"定时"：公示并保障健康管理责任小组到所辖责任社区开展相关社区卫生服务工作，每周固定时间，使辖区民众知道"谁在何时"对该社区居民点服务，保证相关工作的连续动态进行，有利于居民卫生健康的科学改进、慢性病规范化管理与干预、居民卫生健康诉求落实与反馈等，也有利于小组工作人员的绩效考核。

"定点"：社区健康管理责任小组按照划分责任社区，按照社区卫生服务中心对各个社区制订的工作目标、要求和计划内容进行执行落实，从而实现该社区有关卫生健康的每一项工作都有具体的责任人，即每项工作都有人管，每一件事情都有人做。有利于居民对工作人员的熟悉了解及问题解决，有利于工作人员的责任片区任务划分和执行，有利于定量管理考核。

"定量"：①中心全年的常规工作，按居民人数比例划分到各站及各管理团队，再由各站或团队按照月份分解执行。②每月对各站和各工作小组的工作业绩指标(包括：工作数量、工作质量、专业水平、职业道德、医德规范、岗位服务规范、居民满意度等)进行考核。③开展"四定"服务工作初期在"和居民熟悉程度"指标上给予一定的权重，以特别要求工作人员知晓：你和居民的熟悉程度基本上就是判断你在这里花了多少时间、做了多少工作。其考核方式是考核小组到团队服务人口比较集中的小区去看工作人员随机跟20位居民打招呼的情况；对该社区的人口数及分类，包括常住户、临时住户、有无困难户、有无需要我们特别帮助的对象(长期卧床的病人、行动不便的人、残疾人、需定期随访的病人)等方面的熟悉和了解程度；对居民的回头率、双向转诊人数等指标进行总结考评。④对考评结果及时进行讲评，使各小组之间形成比、学、赶、帮、超的工作态势。并确定各组下个月的工作目标，使得各项工作能够有力地推进。[①]

在2015年，该社区又增加了"定方法"内容：按照规范统一的方法开展社区卫生服务工作，从而由"四定"模式改为"五定"模式。

①杨俊刚，王明霞，等.社区卫生工作"四定服务"模式对慢性病管理的探讨[J].重庆医学，2011(30)：3110-3111.

（3）绍兴第二医院

该院以"控费用"降低群众就医负担，"提质量"加强医疗内涵建设，"优服务"改善群众就医感受，"降成本"提高医院经营绩效，"重公益"提升医院形象，建设精细化、信息化、智能化、人性化的现代服务型群众满意医院。[①]

（4）日本医院人性化管理[②]

作者以在日本静冈县立综合医院研修和在静冈县癌中心访问的经历，介绍日本医院的温馨就医环境、明显医院路标、周到便民措施、科学建筑结构、家庭式特殊病房、宾馆式后勤服务、富有人情味的医患关系、全方位介入的护理服务、设置医务工作以外的协助性的事务员队伍、尊重患者隐私、一流医疗设备、网络信息管理、预约医疗服务和严密的医疗质量安全保障制度等，全方位介绍日本医院对患者的人性化管理，具有借鉴意义。当然，其成本可支撑是必要的基础条件。

（四）区管医院的品牌

1. 区管医院的品牌在哪里

区管医院缺乏品牌的原因已如前述，以"机制—服务—品牌—文化—技术"作为区管医院发展路径，品牌建设应该如何进行？

作为"三中"医院的区管医院，医疗卫生服务在临床医学专业技术上要有与医科大学等"三高"医院相媲美的临床专业学科的技术品牌显然很难，其所需要的人才队伍、技术知识、设备仪器、机制流程、市场占位和成本支撑等都比较困难，与"三高"医院所具有的条件相差太大。

前已述及，区管医院应以与之相适宜的医疗技术，做好占疾患发病率70%的常见病、多发病市场。在这个市场，由于技术上差别不大，要想获得品牌效益，显然就要做非专业技术的相关品牌。前面已经阐述了以绩效管理为主的机制建设和服务流程、服务环境、服务人性化等有关内容，下面主要对品牌建设中的其他内容进行探讨。

2. 塑造非专业品牌需要解决的问题

（1）广告与品牌

存在的问题：定期或者系列地、经常性地发布各种相关广告是一个较常用的建立品牌的有效途径。如："脑白金"以"送礼就送脑白金""有效就是硬道理""享

①郝秀兰.建设精细化、信息化、智能化、人性化的现代服务型群众满意医院——访绍兴第二医院、浙江大学附属第一医院绍兴分院院长葛孟华[J].中国医院,2015(19):33-36.

②顾竹影.日本医院人性化管理的启示[J].中华护理杂志,2005(40):550-552.

受婴儿般的睡眠"为卖点,投入巨额的广告费用进行了系列广告宣传,把一个简单的褪黑素(松果体素)的保健品做成了品牌。医疗服务技术科技含量较高,普通广告难于精练而通俗地表达,大多数医院都具备的常规技术要做广告宣传似乎又没有卖点,公立医院又不允许做营销性广告,区管医院如何通过广告宣传建立品牌?

解决方法:开展健康教育与健康促进是医院可行的并最有成效的宣传活动,借助于定期更新的健康教育专栏;利用各种健康日、体检总结,开展义诊、健康教育讲座等等,其直接资金成本花费不多,能促进居民不良生活习惯的改善,提高民众对疾患诊疗的认知,增加患者对医院的信任和认可,从而塑造医院、学科和医师形象,打造品牌,完成政府和主管部门想要的促进地区民众健康的目标,是各方都赢的有意义举措。

(2)标识与品牌

存在的问题:标识是一个单位的行业特征、单位特征的形象表达,是品牌建设的内容之一,是在品牌建设过程之中不断给予受众的强化的符号或图案,使受者一看到这一标识时,就会直接联想到这个单位或者是这个服务(商品)的优点、意义。

在我国,医疗卫生服务的常见标识有"红十字",有中医传统的"悬壶""杏林",有外来的"蛇和手杖"等。区管医院在建设品牌的过程中,有建设品牌的举措,却少有设置标识的举动;或者有设置标识的举动,但标识过于普通、雷同,不能反映单位特征和品牌内涵;还有个别单位因某种原因变换原来已有的标识,从而需要有重新让人们认识、接受新的标识的过程。

解决办法:要想有一个很好的、完美表达的标识的确很难,但以突出表现单位特征和品牌内涵的符号或图案为主、行业特征为辅的标识还是可以有的。在长期、持续的品牌建设过程中,标识逐渐会被人们认识和接受。

(3)口碑与品牌

存在的问题:树立良好的口碑是建立品牌所要达到的目的。区县公立医院医疗卫生服务良好口碑的核心内涵是对常见病、多发病的诊治技术精湛、经验丰富、适宜精准,其外延内容是服务态度、流程、环境和技巧有着温馨、细心、贴心、耐心等人性优化。两者相辅相成,因此要注意的是,如果其中某个环节有所疏漏、缺陷,会影响整个口碑形象。

解决办法:有关如何使得技术精湛、做好服务流程、环境等已如前述。开展相关服务态度、服务技巧的培训,掌握医务人员必备的礼仪,掌握相关心理学、人文学知识和应用,提升服务技巧,并经常交流心得体会,总结推广,会使得外延内容丰富,有提升口碑之效果。

3. 相关案例简要分析

（1）福建省三明市的医改

福建三明市医改以挤压药品价格虚高空间，调整配置与医务人员劳动价值相匹配的医疗服务项目价格和绩效工资待遇，以医疗卫生服务的公益性为主要内容，使得不合理的医药费用得到控制，有限的医保基金能有效使用，实现了政府负担减轻、民众看病不贵、医务人员价值得到体现的多方满意格局，中央电视台黄金新闻时间报道、《健康报》头版的登载，吸引了众多单位的学习交流，形成闻名全国的医改"三明模式"品牌口碑。

（2）重庆市第九人民医院有关非专业品牌简介

①医院健康教育模式

重庆九院在20世纪90年代开始了健康教育活动，多年的实践，形成了具有区管医院特征的健康教育、健康促进的医院与当地健康教育携手抓健康教育的主线；抓好医院健康教育和全社会的健康教育两方面工作；坚持开展健教健促有利于缓解医患信息不对称，有利于改善医院环境，有利于促进医院文化建设的三个理念；构成了医院健康教育、健康促进形成医院、街道、社区、单位、民众的全框架网络系统，医院健教工作向社区、学校、农村等社会各层面渗透，医院健教工作在社区形成干预机制，健教工作与医院改革发展同步的四大特色模式。2003年重庆九院获得"健康教育示范医院"荣誉称号，2010年获得全健康教育处方一等奖。

②BSC战略绩效管理系统

2004年开始采用平衡计分卡（BSC）理论，逐步建立医院科室规范化建设的战略绩效管理系统，促成了医院的均衡发展。该系统在2010年获得首届中国医院科技创新奖三等奖，与软件公司合作开发的相关软件系统已在全国推广，已有300多家医院使用，实现产值3亿多元。

③医院成本管理研究和应用

医院进行了一系列的医院成本管理研究，有关研究成果不仅为医院所用，促成医院在政府投入较少的情况下实现较好发展（有关数据见下表）；还参与《全国公立医院成本管理办法》《全国公立医院成本核算指导手册》《医院价格和成本状况分析报告模板》等国家标准制订，为公立医院改革方案制订、政府规划报告建言献策并得到政府采纳；成立了中国第一个医院成本管理研究中心。

表1 1997—2012年重庆九院政府投入与相关工作量比较

医院	财政投入（万元）	财政投入占总收入比（%）	住院人次（万人次）
A3	16 709	8.7	8.16
B4	23 374	12.2	8.36
C5	30 623	27.7	8.00
重庆九院	9535	4.6	18.19

表2 重庆九院2008、2010、2012、2014年出院病人人均费用比较

医院级别＼年份	2008	2010	2012	2014
重庆主城区三甲医院均数	9069元	11 264元	13 210元	15 083元
全国省属医院均数	11 084元	12 938元	14 369元	15 925元
重庆九院	5998元	7230元	8222元	10 855元
全国地级市属医院均数	6557元	8100元	9251元	10 409元

表3 重庆九院发展数据比较

项目＼年份	1997	2015
国有资产	0.51亿元	7.34亿元
设备值	0.1亿元	2.27亿元
建筑面积	0.91万平方米	10万平方米
学科	23个	37个
副高以上职称	33人	147人
硕士、博士学历	0人	148人
科研	3个	16个
教学	本科实习教学护校	本科大课教学硕士生、本科、大专生实习
服务区域人口	50万	400万
门急诊人次	15万	71.58万
住院人次	0.8万	4.22万
总收入	0.43亿元	7.38亿元
医院级别	二甲	三甲、区域医疗中心

从上述三个表中可以看到，重庆九院政府财政投入较低，但医院软硬件实现了较好发展，服务能力明显提高，并为患者提供了较为廉价的医疗服务。①

---

① 郝秀兰,朱小玲.重庆市第九人民医院16年管理创新回眸[J].中国医院,2015(2)：14-17.

(3)广东省高州市人民医院的发展

从2002年起,该医院在没有政府财政投入的情况下,通过阳光采购、规范行医、日常暗访制度、全方位接受监督、走平价路线、薄利多销等举措,解决了医院看病难、看病贵问题,破除了药品采购回扣、手术红包等种种陋习,呈现出消费者满意、政府得益、医生受益、医院发展的多赢局面,被誉为医改的"高州模式"。

众多学者在探索"高州模式"成功的原因时认为:一是"高州模式"的产生与该院的领军人物密切相关,其敬业奋斗精神带动了全院职工的积极性;二是采用了"贷款与集资—购买设备—薄利多销—扩大医疗—短期回本—职工分红、还贷或者扩大资本(购买新设备)"的发展路径,被认为是市场环境下服务营销的特殊范例;三是对广东省中标药品实行二次议价,有效挤压药价中的水分,遏制药品回扣;四是采用按病种收费,控制越好结余越多,医务人员奖励越高。[1][2]

从上述三个案例中可以看到,通过机制建设可获得非专业技术品牌的建立,可以使得民众认可,使得院内医务人员有自信心,激发积极性,也可吸引院外人才,进而为专业学科发展奠定基础。

(五)区管医院的专科建设

1. 区管医院的专科建设特点在哪里

区管医院以相适宜的医疗技术,尽量做好占疾患发病率70%的常见病、多发病市场,是区管医院的主要着力点。

作为"三中"医院的区管医院虽然在临床医学专业技术学科发展上其所需要的人才队伍、技术知识、设备仪器、机制流程、市场占领和成本支撑等与"三高"医院所具有的条件相差较大,但从不太被"三高"医院重视的一些边缘学科或者某个小专业学科上去努力还是可以有所作为的。

2. 建立边缘学科或者小专业学科需要解决的问题

(1)如何找到合适的边缘学科或者小专业学科

存在的问题:近几十年来医学科学有了很大的发展和进步,但到目前为止人类在与病魔抗争中还是有很多未能解决的病症,如高血压病、糖尿病、结缔组织疾患、恶性肿瘤、高脂血症、精神疾患等。人体各组织器官都有着未能明了的发病原因,一代又一代的医学科学工作者穷其毕生精力求索而未获成功。区管医院可能由于其历史的原因,或者是出于"大医院都不能解决何况我们"的思维,或者是单

---

①姜天一.高州模式 离成功只差半步[J].中国卫生,2013(2):92-93.
②廖新波.公立医院改革所面临的挑战[N].健康报,2011(8):12.

位本身缺乏相应的学术氛围、激励机制和敢于挑战不怕失败的人才等,难于从某个边缘学科或者小专业学科上找到突破口。

解决办法:在成本可支撑的条件下,树立有问题就有机会的指导思想,医院要建立相应的创新、激励机制和政策,形成浓郁的学术探讨钻研氛围。尽可能地让"有想法"成为"有办法""可实施",进而还要多鼓励不怕失败、多角度换位思考、多分析帮助探讨,让有志之士有空间,有机会,有信心。

(2)如何为其"鸣锣开道""保驾护航"

存在的问题:实际上任何医院的任何专科建设要达到理想境界都并非一帆风顺,再能干的医院领导也好、再资深的专家及论证小组也好,都不是万能的先知,用现有的自然科学知识去论证未知的领域,能行吗?

解决办法:成功是在失败的基础上诞生的,用现有的自然科学知识论证不能办到,就应该采用社科知识和哲学知识,以建机制、多鼓励、巧定位、敢实践、善创新的方式去提高成功率,真正做到"鸣锣开道""保驾护航"。

3. 相关案例简要分析

北碚区管辖的重庆市第九人民医院儿童孤独症专科

该科室最早仅有九院儿科的1名医师——邵智,他选择了儿童孤独症诊治方向。在医院的鼓励支持下,经过10多年的刻苦钻研、不断实践总结,儿童孤独症专科现已发展成为重庆市儿童孤独症康复治疗中心,是中国西南地区综合性开展儿童孤独症诊断、康复治疗和临床研究的专业化科室,也是中国西南地区规模最大的专业化孤独症临床康复基地,是对儿童孤独症、发育迟缓、儿童多动症、儿童抽动障碍等疾病的诊断、心理行为干预训练与临床康复治疗机构。并形成了系统化的儿童孤独症康复诊疗体系,不仅综合开展行为、生理、心理、药物等多个导向的国际主流治疗方法,而且开展孤独症等疾病的早期评估诊断。现已拥有西南大学儿童孤独症临床康复实训研究中心、国家(重庆)残疾儿童康复治疗示范性机构、美国北卡罗来纳中央大学项目合作单位、西南大学心理学部实习实践基地等品牌;拥有一支由30余人组成的、汇集儿童临床心理、儿童神经内科、特殊教育、儿童发展心理、音乐教育等多学科的专业团队,其中主任医师1名,副主任医师1名,博士2名,硕士4名。近3年来先后为本市及福建、新疆、四川、云南、贵州、江苏等地区以及国外(印度尼西亚)上万名儿童提供医疗服务,其中90%以上的孤独症儿童取得了较显著的临床治疗效果,30%以上的患儿进入了正常幼儿园、小学生活学习。其临床研究成果多次在国内、国际会议上得到交流和讨论。主持的"婴幼儿期孤独症早期诊断与临床干预"研究项目获重庆市医学科技成果奖二等奖。与美国北卡罗来纳中央大学的合作研究项目——CITASS(中国婴儿—学步期幼儿孤独症早期筛查诊断量表)已在临床上投入使用。

上述案例从不同角度反映了：医院的品牌建设，是可以从某个边缘学科、小专科做大做强，乃至形成大专科，做大市场，而后形成大品牌的。

（六）区管医院的发展

1. 区管医院如何发展

区管医院固然不能按照"三高"医院那样的模式去发展，但维持自身在当地战略地位的同步发展，还是需要考虑政策也是生产力的理念。有政策未用好常常是医院管理者自身的问题。当地政府虽然没有给予足够的财政投入，但在有限的资金条件下，希望本区县的医院有较好的发展也是当地政府乐意看到的事情。新医改以来，政府在基层医疗建设上有所侧重，部分区县也开始在医疗卫生方面加大投入，但从目前来看，要有政府主导的较大规模的资金投入发展，至少在将来相当长的一段时间内可能性相对较小，因此如何利用好各种资源、政策，仍然是区管医院发展需要多加考虑的事情。

2. 发展中需要解决的问题

（1）资源利用

存在的问题：此处的资源包括资金、医疗、技术三个方面，是区管医院发展需要特别关注而又都缺乏的资源。资金资源主要来源于政府投入，仅仅靠医疗收入显然因为医疗服务项目"虚有价格虚无成本"，不可能获得规模资金支撑医院发展，医院如何在当地做大做强？一个地区的医疗资源，从宏观角度去分析和高效节俭去使用，其中有哪些医疗资源可为区管医院所用？又如何进行操作？技术资源是区管医院最为恼心的事，既要成本又要时间，似乎短期内难于办到。

解决办法：从前面描述的部分案例实际上我们已经看到了，没有发展资金可以借贷发展，关键要做好资金流的操作，重庆九院就在特定条件下做过此项工作。"高州模式"通过借助院内集资分红方式、药品二次议价获得发展资金，在局部地区也是一种探索的方式，尽管现行的部分政策规章不鼓励或不允许这样做，但发展是硬道理，实践是检验真理的唯一标准又激励管理者们去创新。再不济也可借助民营资本以租赁方式投放设备，做好市场运作，获得学科建设发展。

区县地区由于历史的沿袭通常都有地方医院和中医院，有的还有企业建立的职工医院，以及随着城市建设规划区域改变的其他医疗机构存在，采用合适的方式对这些医院进行资源重组，既可做大规模，又可减少重复建设和避免国有资源浪费或者减少区域内的行业不良竞争。

与大医院结成联盟和联合体，通过它们的技术优势，获得技术培训指导应该是最为快捷的技术提升方式。大医院为扩大影响，尽可能地占领高端、疑难杂症市场，也希望与区管医院联合。区管医院利用大医院的技术力量，定期请专家来院，或者派出已退休但身体状况和精力尚佳的技术人员坐镇科室，指导科室医疗服务技术并获得进步。这已经是过去很多区管医院单位做过并很有收获的事情。

（2）政策利用

存在的问题：出于避免医疗卫生服务过诊过治、避免医院负债过度、管控利用民营资本进入公立医院有盈利而不产生税收等行为，行业管理部门制订了公立医院不能进行科室对外承包、不允许药品二次议价、不允许进行设备投放的相关政策规定，并采取相应举措控制医院的借贷行为。

解决办法：相关的政策制定执行是为了规范公立医院的经济行为，减少风险等，并不是阻碍医院发展。新形势下，通过与民营企业规范化合作，以股份制形式或者托管形式吸引民营资本进入公立医院，促进公立医院发展是可行的。通过组成医疗公司，公司再进行公司化药品、设备、耗材采购，形成产业链的延伸，获得利润后反哺公立医院也是可行的。三明市的医改模式则更有意义，实现了当地政府、医院、医务人员、患者、医保基金均受益的多赢局面。

3. 相关案例简要分析

（1）重庆市第九人民医院资产重组、借贷发展、合作发展案例

1998年重庆市第九人民医院与当时的重庆市北碚区人民医院进行了兼并重组，采用了"五合模式"，即合人、合财、合物、合功能、合心，使得两家医院彻底融合。借此融合机会，医院实施科室重新组合：临床医技科室主任竞争上岗，选择自己的团队，形成科主任负责制的学科班组，科室按照事前约定的方案进行资源配置，并实施新的绩效管理方案，医院由此拉开了新的一幕。总结这次合并重组，有以下几点成就：一是将地区内医疗资源进行了优化组合，形成了在当地主要以重庆市第九人民医院为主的综合性医院和一个北碚区中医院，彼此间基本上无恶性竞争，设备等资源配置也不至于过度重复；二是采用"五合"操作模式，两院员工同等对待，彻底合并，减少兼并重组的摩擦；三是在医院内部实现了机构重组，为实施新的管理机制奠定了基础，为发展铺平了前进的道路。

科室班组设置完成，新的机制也已经开始实施，接下来就要解决当时极其简陋的硬件条件：已经列为危房的病房需要重建，改造或者修建原来非常简陋的门

诊部。在政府不可能解决财政投入的情况下，医院毅然采取了借贷为主的方式，开始了门诊楼、住院部的修建。2003年，医院以非常艰难的方式勉强通过了三甲医院的认定，在2005年病房大楼竣工投入使用时，各个临床医技科室终于迎来崭新的一天，基本上改变了硬件条件，有了良好的病房环境和诊治条件，由此医院真正进入了发展的快车道。

环境改善并不意味着技术人才队伍就能改善，当时的九院放射科就面临着一个重大的问题：没有领军的技术人才，也已经没有资金去购置放射科大型设备如CT、磁共振。医院采用了与民营资本合作投放设备、派驻技术人才参与经营管理的方式，使得放射科能够跟得上临床需要开展医疗服务。10年过去了，重庆九院的放射科借助民营资本的力量获得了空前的发展，与原来的民营公司的合同也已经到期。此时科室的人才技术逐步到位，医院有了一定的财力，再次更新原来已经落后、陈旧的设备，一个新的具有较强技术水平的放射科展现在全院面前，为各临床学科提供了应有的支持。需要总结的是：要借助民营资本(资金、技术)的力量，就必须给予其获得适度利益的空间，而我们的收获是渡过了自身技术发展、资金困乏的瓶颈期，只有双赢才会有前途。

(2)重庆市中医院合并案例

重庆是一个依山傍水的城市，长江、嘉陵江穿山越岭，在两江间形成了当时以渝中区、沙坪坝区为主的重庆主城区格局。作为陪都和三线建设的西南重镇，从两江汇合口起，到1999年时，在沿着两江间10公里左右的狭长区域内，分布共计有12所三甲医院，人称重庆"三甲医院一条街"。医疗资源过于密集，医院间竞争激烈，而其他地区民众就医较难。

随着改革发展，城区向两江外扩张，医院的规划布局迫切需要改变。重庆市卫计委在市委市政府的领导和支持下，将原来的三个医院——市第一人民医院(中西医结合医院，三甲)、市中医研究所(市第一中医院，三甲)、市第二中医院合并为重庆市中医院中的第一人民医院，出让原两个中医院的位置，在两江外的江北区另行修建市中医院作为新医院的驻地。在政府主导和财政投入的支持下，由三个医院组成的重庆市中医院很快进入高速发展期。

(3)重庆市第七人民医院和重庆巴南区花溪医院发展的比较

在重庆市巴南区李家沱城区，有一所花溪镇人民医院，从20世纪90年代后期开始，该院在新的院领导班子带领下，与重庆市医科大学第二附属医院(简称"附二院")结盟，成为附二院的指导医院，借助于附二院的技术优势(包括进修学习、专家进驻专科指导、随时派医师指导手术、疑难病症讨论等)，该院迅速崛起，不到

5年的时间已成为巴南区第二大规模的医院。

与此同时，该地区也有一个1997年由市管下放到区管的重庆市第七人民医院，10多年过去了，由于各种原因，医院发展缓慢，软硬件条件改变不大。但现在该院在政府的主导下，利用目前主张民营资本介入医疗市场的机会与政策，与民营集团结盟，受其托管，借助于民营集团的资源、资金正在进行新形势下的改革和发展。

（七）区管医院成本管理

1. 区管医院运行与成本管理

我国区管医院绝大多数都属于政府主办的公立医院，其产权归属国家。在计划经济时期所有公立医院都一样，由政府包揽一切，其所有权、使用权、支配权等均由政府及其选择的代理人行使。此阶段内，民众得到的公立医院医疗卫生服务和医院的经济运行有如下特征：①国家集体企事业单位职工看病就诊要付费，但基本上都可回单位报销，相当于免费看病。部分企业单位的职工家属还可享有报销50%医药费用的权益，这就是当年所谓的"公费医疗"和"劳保医疗"。②为使没有"公费医疗"的民众也能看得起病，国家实行了不计成本的廉价医疗卫生服务定价方式。在农村，实行农民自济互助为主的合作医疗。③公立医院也不需要考虑成本是否能支撑运行，财务上也是执行的事业单位财务管理制度，医院不计成本运行产生的亏损均由政府承担。④包括医院的领导和医务人员都不需要在医疗服务过程中考虑成本管理、经济效益而主要考虑医疗服务的诊治效果等社会效益。

进入"市场经济阶段"后，公立医院也被要求以"市场化的经济手段"来进行经营管理，民众得到的公立医院医疗卫生服务和医院的经济运行出现了如下特征。

①"公费医疗"逐渐转为由单位和个人缴纳的医保基金组成的职工医疗保险，并有着种种医疗费用报销规定。与原来的"公费医疗"相比，可报销比例大约为50%，其余均要个人自付。随着医学科学的发展，新技术新药品不断产生，物价上涨，医疗卫生费用也不断增加，自付的绝对值也不断增大。尽管我国多数（60%～70%）医疗服务项目仍然按低于成本的价格收费，尽管当时我国人均卫生费用与世界190多个国家和地区相比不高（2000年排名第135位），但个人平均卫生支出（2000年排名第41位）较高，相当部分民众（农民、失业人员、待岗人员、未成年人）收入较低。没有医保保障者，几乎全部医疗费用都要靠自付，感到"压力山大"，发出了"看病贵"的呼吁，甚至因病致贫致困。

②政府虽然是公立医院的产权所有者，但已不再承担公立医院的大部分成本

支出。公立医院的运行成本及发展资金主要来自医院的医药收入。

③在多数医疗服务项目亏损的情况下，选择新技术、新设备、新药品这些价格和成本相抵还有结余的项目成为医院必然的追求。于是乎，医院的逐利行为导致医疗费用上涨较快，部分药品、耗材价格虚高，民众看病需要付较高费用甚至看不起病。医院和医务人员成了医疗费用上涨过快和"看病贵"的"罪魁祸首"。

④在"市场化"经济的磨炼和外在压力下，医院的领导和医务人员在医疗服务过程中不再仅仅考虑诊疗效果的社会效益，还面临着考虑经济成效，承担社会舆论谴责的巨大压力。

为改变这样的矛盾格局，2009年我国开始了新一轮医改，此阶段发展到今天，民众得到的公立医院医疗卫生服务和医院的经济运行又出现了如下特征。

①国家加大了对城乡居民医保的投入并引导建立城乡居民医保体系。2000年我国卫生总费用中个人支付部分占比为60%。到2014年，个人支付已经下降到33%左右。城乡医保体系的建立，使得原来看不起病的民众的就医需求得到释放。到2013年，人均卫生费用世界排名上升到第82位，个人卫生支出排名下降到第115位，"看病贵"现象有所缓解。

②公立医院尤其是区管公立医院的公益性重新得到确认，政府对其投入也有所增加，以重庆九院为例：1997年至2010年共计14年，政府对该院的财政投入共计8000多万元，2011年至2015年共计5年时间，政府对九院的财政投入共计已超过2亿元。

③政府也正在出台相关措施：逐步调整提升以医务人员劳动力价值为主的医疗服务项目价格，取消药品差价收入，控制"以药养医"；制订考核指标，限制医院医药费用增加等，深化公立医院改革。

④虽然政府的财政补偿有所加大，但尚未达到其承诺的"六项埋单"的50%。随着上述这些公立医院深化改革举措的推行，医院需要在新的形势下注重医院成本核算、成本分析、成本预算，进而开展成本评估考核，达到成本控制的目标，这已逐渐成为目前乃至将来很长一段时间内的重要工作。2015年发布的《县级公立医院成本核算操作办法》就是为着这样的目的。

公立医院主管部门为提高医疗服务质量，保障医疗安全，常有各种文件出台，行业管理部门为降低成本、提高资源利用效率，也不断有相关制度发布实施（如新版的医院财务会计制度等），但似乎就没有看到一个医疗质量安全的成本如何支撑的文件。卫生经济学知识告诉我们，医疗质量安全与成本支撑之间应该有一系列规律，这些规律有待于我们去不断探索，提高医疗质量安全需要有成本支撑底线,控制成本需要有保障医疗质量安全的底线,如何将医疗质量安全与成本进行一体化关联管理,需要有相关的各种核算数据及分析作为基础!我国第一部有关医院成本核算的文件《县级公立医院成本核算操作办法》(简称《办法》)出台,开创了医院真实成本核算第一步,为医院真实成本表达奠定了基础,有利于医疗卫生服务标准化成本建设,有利于符合医疗卫生服务客观规律的价值体系建设,有利于公立医院改革的深化。

2. 开展医院成本核算需要解决的问题

(1)公立医院公益性内涵及成本支撑

存在的问题:除了前面提到的要把质量安全与成本消耗相关联形成一体化管理外,目前还需要明确有关公立医院公益性内涵及其成本支撑来源。新医改文件已规定的"六项埋单"是由政府负责财政投入的公立医院公益性内涵及其成本支撑的内容。但到目前为止,有关这六项内容的政府财政投入尚未全部到位,有研究测算出:"六项埋单"不计算"政策性亏损"的另外五项内容在医院的总支出中占比约为24%,目前全国公立医院平均得到的政府投入补偿约占医院总收入的10%。如何能让政府投入到位,除了体制机制问题外,测算出包括全国各类医院大样本的"六项埋单"的成本费用支出是基础问题,也对税制改革带来的"事权跟着财权走"的区县级财政究竟能支撑什么样的卫生投入支出提供参考。

解决办法:《办法》结合医院财务会计管理制度要求,较为详细地规定了医院成本分类、归集、分摊的路径与方法,通过这样的测算核算出医院科室的运行成本、对患者实施医疗服务项目的成本等,在全国大样本数据的统计中,得到"六项埋单"的具体数额,为政府财政投入提供参考依据。

(2)公立医院医疗服务项目有关真实成本与合理价格问题

存在的问题:长期以来多数医疗卫生服务项目处于"虚有价格虚无成本"状态,不能反映医务人员的高知识、高技术、高职业压力与风险,并导致医疗卫生服务价格体系紊乱。但凡要调整医疗服务价格总是要提到考虑医保、民众经济承受能力,常常无视医疗服务的真实成本支出,以"合理成本"定出所谓的"合理价格"。与此同时,药品、耗材价格又持续虚高,如三明市医改可以在招标中标价格上再行议价,可挤出50%以上的空间。这样,"医疗服务项目价格不能反映真实成本"的低价和"药品、耗材长期虚高"的高价状况,不仅造成患者不合理医药费用增加、医保金浪费情况,还严重影响着医疗服务行为,加重医患矛盾。

解决办法:按照《办法》中已经明确规定的路径方法得出的医院成本进行核

算,是"真正实现真实成本、真实价格、真实价值"的基础。其中最有争议的就是有关医务人员的人力成本如何界定的问题,在《办法》中已有定论,至于取值多少作为制订"合理"价格的依据,常出现这样一种怪圈,群众讲承受力,希望越低越好;医院讲规律性,希望回归劳动价值的真实价格;管理部门说定价低符合政府财政和百姓经济承受力,但不说真实成本与低价之间的差额怎么办。这样的后果或结局是可预见到的,经济基础决定上层建筑,不符合真实成本的定价终会有三个结果:一是医院及医务人员放弃或者尽量少做该医疗项目,因为没有人对亏损负责;二是转而寻找有真实成本价格比价关系或有结余的项目,形成新的不合理医疗创利行为去改变亏损;三是坚持下去直到彻底亏完或者支撑到下一轮改变。

(3)公立医院成本核算需要克服的问题

存在的问题:医院的科室多、服务项目多、病种多并且因个体差异而更加复杂,由此产生的核算单元统一编码、数据分类归集计算均需要统一设置,最终获得较为真实的反映医疗服务所需要的成本支出费用结果。由于这是第一次规模化的要在公立医院开展成本核算,极少数已开展成本核算的单位在医疗服务项目成本核算中、在病种成本核算中也还有一些如同病种不同科室、同病种不同年龄不同并发症等难度不同的问题需要克服;也有因为目前的定价关系难于应用于绩效评估而停留在为核算而核算,考评归考评的状况。此外,由于数据量庞大,目前尚没有被认可的核算软件,相当部分区管医院甚至财务会计软件电算化与医院医疗服务的如 Hi 系统软件相连接融合都还有困难,这也是医院成本核算需要克服的问题。

解决办法:随着《办法》的展开执行,实践中可以就遇到的问题进行研究讨论达成共识,最终形成全国统一的计算方法。当然电算化软件支撑和相关系统连接数据相互导入,也是医院成本核算的基础条件。

3. 相关案例简要分析

(1)北京市卫生会计核算服务中心的成本核算简介

中心采用作业成本法进行医疗服务项目成本核算的方式是:由医务专业和财务专业人员共同确定作业流程和资源动因,将科室的医疗服务活动整体作业流程分为:医师交接班、医师查房、医师开出医嘱、护士交接班、护理、病房治疗、床位使用、设备专业等环节;将二次分摊来的间接成本分别确定资源动因并作为分摊因素,按照医疗服务项目属性确定归属流程环节,计算分摊到医疗服务项目的相应成本。其特点是可以动态观察掌握各科室医疗服务项目的成本情况,计算相对简单。缺点是不能细致反映项目中的成本要素、难易程度、风险技术和比价关系。[①]

（2）重庆医院成本管理研究中心的成本核算简介

该中心在2012年采用作业成本法、归类分摊法等对重庆医院发生的近2000个医疗服务项目进行成本核算的尝试。对手术项目进行分类分级，绘制作业流程图，确定参与流程的各个成本因素，以作业时间为成本动因，分别计算总和，得到相关成本数额（见图2）。其特点是较为详细真实地反映了项目中各个成本因素，并有不同手术级别难度的质量安全与成本差异体现。[②]其缺点是静态表达，计算较为复杂。

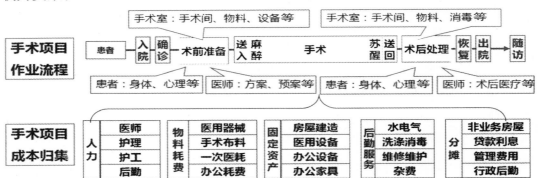

图2 手术项目作业流程成本要素示意图

（3）河南省卫生厅的成本核算简介

河南省卫生厅借鉴医疗保险资源相对价值量表（Medical RBRVS）的医师工作、风险程度、技术含量百分比评判，对国家卫计委发布的医疗项目价格规范的9360项医疗服务项目中非物质因素的工作消耗量（人力消耗和耗时）、技术难度、风险程度进行评判，确定这三项内容的具体百分比数，作为项目成本核算的参数对项目进行成本核算。其特点是能针对不同项目的风险和技术难度进行成本核算表达，较好地体现了医护人员价值和项目间的比较关系，一定程度体现了质量安全与成本关联。其缺点是需要建立反映相关成本非物质因素的、能得到公认的点数体系，比较复杂。

---

①刘建武等.医疗服务价格成本测(核)算方法体系研究报告[R].中国卫生经济学会第十二批招标课题研究报告专集,2012(12):1249-1298.

②张培林,马泓炜,颜维华等.公立医院成本核算与补偿机制研究[R].重庆卫计委,重庆市医学科研项目结题材料,2012:29-49.

4.成本核算对医院管理的意义

成本核算,可为国家、主管部门提供真实数据结果,为其制定决策提供依据。医院在知晓了行政、医辅、医技、临床各个科室的动态成本支出后,可采取相关举措对非生产性科室进行人、财、物、信息、时间等资源的重新调配,进而达到成本控制的目的。在知晓了医疗服务项目的真实成本后,可通过对比疾病治疗指南规范,在保障医疗质量安全的基础上,从流程上进行精细化管理,寻找可控成本之环节,达到控制成本的目的,为将来实施病种付费、DRGs付费、总额控制节余归己付费等奠定基础。

(作者:张培林　刘宪　王毅　朱秀芳　舒捍东)

第三节　区管医院实现差异化发展的基本条件

一、主要领导的视野与意志

公立医院的运行方式,历经了由计划经济到90年代中后期的以市场运营为主,再到目前全面深化医药卫生体制改革的变化,公立医院回归公益性已成为普遍共识。每一次体制机制的重大调整,都如同一次变革,相应的震荡会直接影响整个行业,乃至社会生活的方方面面。带领医院顺应历史,减少震荡,平稳过渡,调整方向,驶入发展快车道,是医院管理者肩负的重大历史使命。如前所述,当区管医院的常规路径发展面临诸如缺品牌、缺人才、缺资金、缺硬件、缺政策等重大困难和阻碍时,如何在保障医院基本运行的同时,准确分析医院尚存的内外部优势、发展潜力、上升空间,积极寻求突破困难的有效途径,继而实现医院的快速发展,成为考验医院管理者的领导能力尤其是主要领导视野和意志的一大难题。

(一)视野

"视野"一般指视力所能及的范围。这里指医院主要领导思想和知识的领域。古代,孔子"登泰山而小天下",陈澹然说"不谋全局者,不足以谋一域;不谋万事者,不足以谋一时"。当代,人们总结:"底蕴的厚度决定视野的高度,""思想与视野有多远,我们才能走多远。"如果区管医院将视野仅限于医院内部的一亩三分地,按常规定位,就是一所二甲医院"中规中矩"的建设和管理;如医院领导的视野定位更低一点,政府规划是什么、资金投入多少,医院就按部就班办多大的事,这样得过且过既可以完成上级任务,也有客观理由向员工、患者解释;如医院领导的视野比常规定位高一点，通过努力可能有一定作为，如完成一些具体的任务，促进医院的发展；如果区管医院领导具有宏观的战略性视野，具有远大抱负，具备直面多种复杂矛盾与挑战的勇气和智慧，从院情、市情、国情进行规律性、系统性、对比性研究，将各种决策放到医院长期可持续发展的大局中去考量，制订超越常规的差异化战略，用美好愿景与梦想激励员工，那就可能带领他们用实干一步一步把梦想变为现实。

（二）意志

区管医院的发展有了视野的高度，有了适当定位的战略蓝图，最终能否如愿实现蓝图，其成功与失败的关键还要取决于主要领导人的意志。古今中外不乏伟人、英雄抑或枭雄，在逆境中，依然心存希望，用毅力和坚持最终绝处逢生、取得成功的案例。意志力决定了一个人在行动中比较稳定的行为特点。意志具有自觉性、果断性、自制性和坚韧性的特点。医院领导在带领员工干事创业的过程中，如果他们早已做好"事业不可能永远一帆风顺"的思想准备；如果他们坚信"办法总比困难多"；如果他们用持之以恒的态度，多角度、多种预案去解决困难，那么在迎接变革的大潮中，他们就做好了迎接各种困难和挑战的准备。

二、差异化路径的中长期坚守

差异化战略起源于企业发展。分析德国保时捷汽车公司和中国海尔集团的案例，会发现一个共同特点：企业通过打造有别于业内其他企业的经营理念、管理方法、产品服务，从而在竞争中赢得优势和先机，使起初的两家中小型企业发展成为全球汽车制造业和家电制造业的翘楚。实现差异化战略往往需要摸索一条能贯彻始终的战略路径，保时捷公司和海尔集团分别用20～30年的时间不断探索与实践差异化路径，使企业的战略目标得以实现。借鉴企业发展的经验，中等规模的区管医院是否也能用差异化思维，制订自身的发展战略与战略路径呢？答案是鲜有前车之鉴，更没有确切成功的未来；既有来自固有思维模式的禁锢，又有来自打破工作惯性的疑虑。短时间难以看到或收获明显成效，必然会使区管医院的差异化发展路径成为一种中长期的坚守。

（一）差异化路径的中长期规划确立

传统的医院发展路径"技术—服务—机制—品牌—文化"是目前多数积淀相对深厚、基础条件相对较好的大型三甲医院普遍走过，并证实成功的发展路径。该路径的起点是"技术"，技术优势的核心是吸引高端人才集结，其次是精良的设备配置。而更能满足这些条件的往往都是一些历史渊源深厚、医教研发展相对均衡的医科大附属医院、市立大型医院。作为处于"三中"状态"五缺"困境的区管医院，走这条路显然不具备基本条件。那么该以什么为起点，步骤如何，达到何种目标则需要回答、处理好以下问题，进而制订具有科学性、创新性和可行性的中长期规划。

1. 中长期目标是什么？

（1）公平可及、群众受益

1977年世界卫生组织提出"2000年人人享有卫生保健"的全球战略目标。2007年党的十七大报告确定了医疗卫生体制改革的目标是"人人享有基本医疗卫生服务"。其中"人人享有"充分表达了我国医疗卫生体系制度设计的价值导向是基于公平可及、惠及全民的理念和准则。2009年《中共中央 国务院关于深化医药卫生体制改革的意见》和2010年卫生部等五部委《关于公立医院改革试点的指导意见》都明确提出要"加强公立医院公益性"，"坚持公立医院的公益性质"。著名经济学家吴敬琏认为，公益性的定义应为"非营利性和以促进公众福利为宗旨"。党的十八大报告则进一步提出"要提高人民健康水平"。2015年李克强总理在给深化医改会议的批示中强调："要牢牢把握保基本、强基层、建机制的基本原则，以公平可及、群众受益为出发点和立足点。"区管医院作为公立医院的重要组成部分，其宗旨是"救死扶伤，防病治病，为公民健康服务"。医院的发展战略、中长期目标必然要和政府要求、群众期盼保持一致，同心同向，逐步实现公平可及、群众受益的目标。

（2）名人名科名院

就"公平可及、群众受益"而言，医院肩负的责任和追求的目标是技术精湛、服务优质、患者安全、群众满意。而当下城市大医院往往人满为患，就是因为其已成功塑造的服务品牌及其产生的"马太效应"。在大众的观念中，品牌医院往往意味着医德高尚、医术高明、设备精良、设施完善、环境舒适、流程便捷、理念先进、患者安全、家属放心。而打造医院品牌也是差异化发展的重要途径。医院品牌建设的中长期目标应以满足患者对名医、名科、名院的需求为导向，实施以点带面，先树名人，再建名科，而后打造名院的"名人名科名院工程"，使品牌背后的聚合效应、磁场效应、裂变效应、宣传效应、稳定效应等一系列积极效应，成为促使医院快速发展的强大引擎。

（3）符合规划的规模与等级

公立医院的设置与规模等级，是按照省级卫生行政主管部门制定的区域卫生规划和医疗机构设置规划确定的，是政府综合考虑区域经济社会发展水平、卫生资源现状、供需双方的现实需求和潜在需要，科学布局、兼顾平衡、统筹管理的结果。也是医院较长时期发展定位的政策依据。为此，区管医院制订的中长期建设目标应符合政府规划的医院规模和等级。

（4）创新管理

差异化发展相对于常规化发展来说，是另一条截然不同的道路，其精髓是创新。走差异化道路，必然要有与之相适应的创新管理来保障和推进差异化战略的实现。所谓创新管理，就是全面综合分析医院实际，引入一种最契合医院实际的不一定全面但更为有效的管理理念、管理工具、管理方式和方法。用医院现有条件，以相对较低的投入，取得相对高效的医院建设效果。创新管理的方式多种多样，如服务思路创新、组织机构创新、资产重组创新、管理制度创新、管理工具创新等等。但无论何种创新，都是针对医院的人、财、物、信息、时间五大要素和资源，保障其合理配置，发挥最大的管理效能。

2. 需哪些关键任务支撑？

中长期目标确立后，在实现目标的各个阶段，需要不同的关键任务去支撑。针对"公平可及、群众受益"的目标，要着重研究更加体现医院公益性，完成满足更大范围群众基本健康需求的任务，如开办社区卫生服务，开展健康教育和健康促进，进行成本管理、合理控费、减轻患者负担，等等。针对"名人名科名院"工程，要合理分类、综合分析医院的人才和专科培育，哪些方面可能会在全市、地区、全国有特色，将这些方面作为突破点，举全院的力量推荐优秀个人，争创全国性荣誉；再以先进典型带动学科建设，如内科、外科、妇产科等医疗传统学科无优势，则可重点选择组建、发展边缘学科。边缘学科往往都是新兴学科，大型医院和中等医院在此方面"起跑线"差异不大，如能看准时机、重点建设，则更容易走出学科特色。区管医院的传统专业技术水平和综合实力较难超越医科大附属医院和市立大医院，可以选择医院管理方面的机制创新，医院文化建设方面的独特性等作为重要任务，争创非专业品牌的全国性集体荣誉。形成最初的先进个人、优秀科室和医院特色，之后再以品牌效应去吸引人才、留住人才，进一步完善名人、名科、名院的内涵建设。针对创新管理，首先明确管理的主体和关键是人，用适当的激励机制和分配制度调动员工，尤其是骨干的积极性，形成人人有事干、人人争上游，按工作质量、安全和效益定分配，多得的骨干不被嫉妒，少得的员工不被歧视的良好局面。针对符合规划的规模与等级,区管医院的规划和规模主要以服务范围及辖区人口数量为依据,一般为二甲医院。通过成功打造医院品牌,二甲医院将迎来更加迅猛的发展态势,这一从量变到质变的过程,为区管医院争创更高一级——三级医院的定位打下了基础。据此,支撑区管医院实现中长期目标的关键任务是:对群众,满足其基本健康需求,大力发展社区卫生服务;对医院,通过创新管理打造各种医院品牌,提升医院影响力;对政府主管部门,积极争取能推动医院迈上更高平台的规划与规模。

3. 为什么常规路径不易完成任务?

对于规模处于中等水平的区管医院而言,想要在竞争中立足、保持持续发展,不断缩小与医科大附院、大型市立医院之间的差距,如果沿用它们多年前走过的路径——常规路径,则有很多不能逾越的障碍。一是省市级大型医院政府投入高、医院运行成本高,而区管医院政府投入少、缺资金。二是省市级大型医院能吸引、留住高端人才,培育人才梯队,而区管医院自身人才储备少、平台低,难以吸引人才或使人才施展才能。三是省市级大型医院设施条件完善,医疗、科研、教学互为促进,技术水平高,而区管医院硬件条件不及大型医院,往往教学、科研是弱项,缺乏专科深化、技术更新的"源头活水"。四是省市级大型医院品牌效应好,患者来源可涵盖高端、中端和少量低端,市场占有量高,而区管医院虽然市场占有量中等,但处于省市级大型医院和基层医院的夹缝之间,且患者还拥有自愿选择医院和医生的权利,因此竞争更为激烈。种种基本条件不具备,致使区管医院按常规路径发展不易完成任务。

4. 为什么差异化路径可能完成任务?

差异化路径的实质是避开多数省市级大型医院,首先集中人力、财力、物力发展技术,走"机制—服务—品牌—文化—技术"的发展路径。因为省市级大型医院走常规路径是依靠他们几十甚至上百年的发展积累,已经形成了高技术水平、高市场占有、高运行成本的"三高"特色,并且在业内和公众的认知中早已成为名牌,是不可撼动的名院、权威和首选。对于中小规模的区管医院来说,这条路由于不适合基本院情,显然走不通。为此应认真分析自身有别于其他医院的优势,从投入相对较少、医院运行可支撑的起点入手,让患者充分感受医院人无我有、人有我精的特色,从而逐渐赢得口碑,吸引患者,提升竞争力。如从服务差异化入手,可以更好地满足不同层次需求的患者;从创新管理机制入手,可以提高医疗质量和工作效率,保障患者安全;从争创非技术品牌入手,可以以荣誉提升带动、倒逼技术进步;从挖掘医院文化入手,可以形成员工的核心价值观与凝聚力。总之,结合医院实际,找准发展突破口,分解医院中长期目标,集中精力和优质资源有序推进、分步达成阶段性目标,最终实现总体目标,才能条条大路通罗马,只要方向正确,朝前走,路再远也能到达目的地。

5. 规划确立后如何坚守?

医院的发展战略与中长期规划能否实现,主要取决于内外两大因素的作用。对内需要三个层面的坚守。首先是决策层的态度和坚守。如果医院领导班子内部思想统一、充满信心、步调一致,在面对多种困难、矛盾、干扰时,将始终以实现规划目标为原则,准确研判,合理权重,正确决策。其次是中间层的承启和坚守。如果医院中层骨干能领悟决策规划的背景和意义,与决策层在方向上保持一致,就能在贯彻执行的过程中起到承上启下、承前启后、承点启面的作用。最后是执行层的贯彻与坚守。如果医院的一线员工能够信息对称,与医院、科室目标一致,认真履行岗位职责,就能保持指令畅通,提高执行力。对外则需要努力争取上级主管部门和地方主要领导的认可和支持,以形成较宽松的外部政治环境和舆论环境。

(二)差异化路径起点的选择分析

发展技术是多数医院常规化发展路径的起点,在不具备基本条件的情况下,选择差异化路径发展的医院,其工作的起点是服务,是机制,是品牌,还是文化,则需要医院科学分析与审慎选择。而在具体选择分析中应注意做好以下五个方面的工作。

1. 根据目标定方向

如上所述,医院差异化路径的起点具有多样性,而路径的终点——医院的战略目标则相对更确切。如果面临多种起点选择困难,则不妨根据终点目标选定工作方向,再综合制订支撑目标达成的关键性任务。从而利于引导医院员工通过完成关键性任务,最终达到目标实现。

2. 以现状为基础

选择差异化发展战略,走差异化路径,其实就是通过进行一场医院内部管理及对外互通方式的深刻变革,使之不断适应内、外环境因素施加于医院的各种影响。而变革前医院的现实状况,将作为基础条件直接影响差异化路径起点和任务的选择。因此医院必须着眼医院现状,运用科学的分析方法,如运用PEST分析法,对外部影响医院的政治、经济、文化、技术四个宏观环境进行审视;运用SWOT

分析法主要针对医院的内部条件进行分析,找到自身的优势、劣势、可能的机会与威胁;运用层次分析法(AHP)对多指标、多方案进行权重。发挥医院优势,抓住机遇,克服劣势,防范威胁,并以合理权重量化为原则,选择差异化路径的起点。

3. 先进性与可行性的权衡

如果医院的基础条件可以提供差异化起点的两项或多项选择,又或是医院决策层具有不同意见见解时,应该认识到单就每个选项的实质而论,没有绝对正确与绝对错误之分。因为处在不同的时间阶段,或站在不同的角度看问题,每种选择都有它的合理性。但事实上,具有先进性的最优选项,常常可行性较差;而选择可行性强而先进性可能不足的选项,则需要在近期或远期付出一定代价。因此应审时度势,选择可行的、具有一定先进性且代价可承受的选项。由此可见,在进行起点选择分析时,先进性和可行性的权衡尤为重要。

4. 如何扬长避短

唐代陆贽论人才:"人之才行,自昔罕全,苟有所长,必有所短。"任何组织、机构包括医院在内,在其发展的任何时期都有优势与劣势、长处和短处。成功的用人之道是把人才放在最能发挥自身优势的位置上,使得人尽其才,事半功倍。在优质资源严重不足、分配不可能均衡的情况下,成功的差异化路径的起点选择,同样需要在了解医院优势、劣势的基础上,集中优质资源尽量放大优势、释放潜能,在优势环节上创造更大的价值,同时避免放大医院的劣势,力求缩小其不利影响,从而使医院具有更强的优势带动力。

5. 战略的定力与战术的修正

差异化发展战略本身是医院在发展中遇到某些不可克服的重大矛盾时,不得已而选择的非常规的全局性建设方略。实现战略目标是一项宏大、系统的工程,往往需要经过五年、十年、二十年甚至几代人坚持不懈地奋斗。因此必须在这个过程中,树立坚定的信心、保持强大的战略定力,才不至于在遇到困难矛盾时,自我怀疑、缺乏动力,辨不清方向,找不到出路。同时,战术作为执行战略的方法,则需要根据外部、内部条件来制订,在实施的过程中如发现效果与战略目标发生偏移,则需要及时纠偏、修正战术,使之与目标保持一致。

(三)近期工作有所作为

差异化战略是总体规划,是久远未来的终极目标,其统领性和全局性决定了策划者和执行者必须具有稳如磐石的战略定力。差异化路径是不断靠近并能达成战略目标的战术安排,其多样性和灵活性取决于基础条件、起点选择、执行效果等,由于重大影响因素和矛盾的不确定性,差异化路径必然面临重重困难而路途艰辛,因此必须做好中长期坚守的准备。近期工作则要紧紧围绕执行战术,做好相应的准备与铺垫,尤其是统一好战略、战术的制订者,班子成员与具体执行者和中层干部、普通员工的思想认识。

1. 人的眼光差异

作为医院差异化战略的决策层,医院领导班子的各个成员由于职务、分工不同,站位高度和所处角度决定了其眼光的差异。主要院领导处于医院系统的"塔尖",其主要职责是统揽全局、引领方向、决定道路,他们是保持医院战略定力的领导核心,因此眼光更深远、更宽广。分管院领导作为院长的助手,主要职责是在院长的领导下,分管某一方面的工作,分管领导应主动为院长出谋献策,由于其着眼的范围是以分管工作为主,往往带有不同程度的局限性。为此,主要领导经常与分管领导交流思想,开展医院中干、普通员工的专题培训,是提高全院思想认识、开阔眼界的有效方法。

2. 人的韧劲差异

由于战略目标的宏大性,追求目标的过程必然是道路漫漫、困难重重。这就需要一种"咬定青山不放松……任尔东西南北风"的顽强与坚持,一种百折不挠、锲而不舍的执着与韧劲。每个人具有的韧劲强弱与其性格、气质、知识、能力、环境、经历等密切相关,差异很大。因此,医院领导班子不仅要有高度一致的对实现战略目标的信心,更要有面对困难挫折时的坚毅和果敢,为中干、员工做出表率。

3. 人的抱负差异

远大的理想、志向被称为抱负。毛泽东在《沁园春·雪》中以"俱往矣,数风流人物,还看今朝"表达了他的政治抱负;周恩来为"中华之崛起而读书";追求真、善、美是爱因斯坦的抱负。无论是领袖还是伟大的科学家,他们从小就志存高远。歌德曾说"壮志与热情是伟业的辅翼",可见抱负的大小决定着个人的行为方式、人生目标、方向判断和成就水平。作为领导员工践行差异化战略与路径的医院班子,必须树立远大的抱负,使之成为实现远景目标的信念保障,否则就可能对医院没有更高的定位,使其丧失超越常规区管医院发展的机会。

4. 人的家境差异

犹如植物在不同的土壤、气候条件下生长,会结出大小不一的果实一样,家庭环境的差异,同样会影响个人的气质性格、认知水平和情绪反应。面对在不同家境中成长的员工,院领导班子内部首先应统一思想认识,还要对员工的认识差异、行为差异做好充分的准备，并采取有效措施促进信息对称，引导绝大多数员工在后续的战术执行上与医院保持一致。

5. 缩小后进员工的影响，不拖整体工作后腿

员工队伍素质不均衡是医院发展永恒的内部矛盾，也是医院不断提升医疗水平和改进服务质量的内在动力。所谓"十年树木，百年树人"，人才培养是一项非一朝一夕努力就能立竿见影的系统工程。在这种情况下，一些相对后进的员工由于个人诉求未得到领导同意或医院未满足其特定需求，不但不支持、不参与工作，而且有可能成为负面情绪的传播者。一旦造成一定范围的负面影响，将使医院的工作陷入被动，并难以扭转。因此，近期工作的难点，是要在"先进"与"后进"这一对存在辩证统一关系的员工中，树立先进，带动中间，鞭策后进，努力缩小后进员工范围和影响力，达到不拖整体工作的后腿的目的，以防范木桶的短板效应。

6. 善于总结阶段性工作，鼓舞员工士气

战略规划、战术安排无论怎样超前、合理，都需要全员参与来实现。员工的态度与士气，决定了医院的执行力和竞争力。如何促进全员为共同的目标同心、同行，关键在于用什么来增强凝聚力。凝练医院独特的服务理念，打造医院的核心价值观不失为增强凝聚力的一项长期有效的工程。而及时总结阶段性工作取得的成绩和经验，强调向总目标又迈进了一步，则是院领导鼓舞员工士气、提振员工精神的有效手段。

（四）舆论导向与掌控

当医院处于建设发展的重要节点，需要进行重大调整、实施重要工作时，舆论环境是工作顺利开展的重要保障。大环境下，中国经济社会快速发展，人的思想认识、价值观和利益诉求呈现多元化、多变化的特点，一些潜在的内部矛盾可能会通过一定的"缺口"突然爆发，并以舆论偏差持续发酵的方式，造成大范围的人心涣散、情绪不稳，工作阻力增大。因此，医院领导班子应增强舆情危机意识，重视把握正确的舆论导向，尤其是在医院变革时期，更应敏锐洞察员工的思想动态，以各种方式放大正能量、收缩负面影响。

1. 严格"三重一大"程序

凡涉及医院重大决策、重要人事任免、重大项目安排、大额资金使用的事项，都事关医院建设之大计，是关系到员工切身利益的"三重一大"事项。落实"三重一大"决策制度是医院领导班子集体依法、民主、科学、规范决策的基本制度保障。严格执行"三重一大"决策程序不仅可以避免独断专行决策、拍脑袋决策、暗

箱操作决策等不规范甚至违纪违法的决策行为,也是医院民主管理、科学决策,降低决策风险、消除负面舆论滋生环境的重要基础。对于医院的差异化战略与路径、中长期规划、起点选择等重要的战略性决策,更应强调三段式工作流程:前段深入调查研究、多方征求意见、充分沟通酝酿;中段经行政办公会以后提交职工代表大会讨论形成决议;后段报上级行政主管部门批准。

2. 班子集体学习化解分歧

医院班子同心是带动员工团结、协力推动工作的基础。但班子成员间由于年龄、性格、专业、分管工作等的差异,往往会在一些复杂的、交叉配合的工作中,站在自己认为正确的角度,坚持自己的见解,形成"公说公有理,婆说婆有理"的局面。这种情况如不及时化解,不但工作难以推进,还会造成隔阂加深、矛盾更尖锐。此时需要主要领导及时介入,针对分歧产生的原因,做好细致、准确的分析,无论是工作本身的复杂性,还是分歧各方的个人原因,有效的分歧化解方式就是组织中心组学习。学习前请班子成员准备命题发言,学习时主要领导首先讲明学习的背景,就精细选择的主题加以阐述后,班子成员逐一发言,谈体会、谈启发、谈改进,最后由主要领导总结,班子要站在促进医院长远、可持续发展的高度,使局部利益服从全局利益、短期利益兼顾长期利益。要求每个成员都要勇于担当,常常换位思考,不仅用心做好自己分管的工作,更要深度配合其他成员完成合作性的工作。

3. 不同群体意见听取及导向

医院作为知识密集型单位,是高、中、初级专业技术人才较集中的地方。由于受教育水平普遍较高,医务人员对社会、医院信息的关注度与个性思考相对较多,其中不乏一些独到的见解和建议具有先进性和可实践性;但也会有一些认识和意见出于个人考虑或小团体利益。由于思维的局限性,在进行医院重大事项决策前,医院领导班子应该将工作重心下沉到一线,尤其是到矛盾最突出、难度最大、工作最辛苦的临床医技科室、行政职能科室进行充分调研,听取不同资历、不同专业、不同年龄、不同科室系统的员工意见,必要时收集群众、患者、上级部门、离退休员工、民主党派人士的意见。集思广益,走群众路线,更利于工作民主透明,得到绝大多数人的理解和支持,正面引导重要工作的开展。

4. 非起点工作不得违背质量安全底线

不断提高技术水平和服务质量以及改进行风医德是政府目标、行业标准、患者期望、医院工作永恒的主题。近10年来,国家卫生部、卫计委先后推出《医院管理评价指南》、医院管理年活动、平安医院建设、医疗质量万里行活动、优质护理服务工程、三好一满意活动、《三级综合医院评审标准》、《大型医院巡查方案》、《进一步改善医疗服务行动计划》等加强医院管理的重要文件和活动，无一例外都是强调持续改进质量，保障医疗安全，提升行风医德，但上述文件对于促进这些工作落实和与之相应的成本支出及其规律少有提及。对于医院来讲，理想的状况当然是执行上级文件、行业标准越到位越好，但现实的情况是，在政府对公立医院补偿普遍不到位的情况下，处于"三中"的区管医院如果照搬"本本"做事，则会因成本无法支撑而影响医院基本运行。因此，以深化公立医院改革为契机，将行政主管部门的要求与基本院情相结合，在医疗服务质量、患者安全与成本可支撑以及人文精神与医疗花费之间寻求几方结合的平衡点，显得至关重要。既然是找平衡，就要根据工作的权重有所为、有所不为。对权重大的起点工作要集中优势资源重点投入并有所作为，对于权重相对小的非起点工作则适当投入，使其不突破质量安全和行风医德底线。

（作者：龙攀　颜维华　朱在枝　张霞　张明昊）

第四节 医院差异化发展的评估与抉择

已如前述，区管医院不同程度的"五缺"状况使得区管医院的高速发展走"技术—服务—机制—品牌—文化"的路径显然不符合多数区管医院的实情，如何走差异化发展道路挑战着医院领导的大脑，因此需要对医院差异化发展进行评估和抉择。

一、基本认知

"五缺"导致了一系列错综复杂的问题和矛盾，差异化发展的道路注定是艰难曲折的，因此需要有一个基本的认识。

（一）从来就没有一帆风顺的事

困难评估：从宏观上看，医改注定是艰难曲折的，国外如此，中国也是如此。进入"市场化"阶段的后期和新医改以来各种对公立医院限制性政策，如不允许药品二次议价、不允许民营资本参与医院设备投放分成、不允许民营资本承包公立医院科室经营、不允许公立医院做营销广告，在政府的"六项埋单"投入严重不足、医疗服务项目价格成本背离并短期内不能调整到位的情况下，要取消药品差价，又不允许医院有"创利"补偿行为、限制医院产值经济体量增长、借贷限制等均对医院的发展产生经济、机制上的制约。从医院内部的微观情况看，公立医院的基本任务是要"稳住人""做好事""顶住单""储资产"，在此基础上，在各种限制性政策下，谋求医院的发展需要克服经济来源支撑、管理激励机制建设、人才引进培养和学科建设发展中的系列问题必然也不是一帆风顺的。

决策选择：借助有效工具如PEST、SWOT等分析工具，集合医院的干部群众一起充分论证评价医院内外环境实际状况，找到医院的短板和机会；尽可能精细地做好财务测算分析，并有可行预案以便应对；依据这样的分析论证预算做出战略发展规划，并有可行的年度执行计划；通过适时的引导、宣传、讲解，通过医院职代会认可，使得医院上下、全院绝大多数员工都能清楚方向、目标、任务，从而形成共识，并转化为执行动力。过程中还需要不断地运用PDCA，及时解决各种问题并可持续改进。尤其是遇到体制的问题时，多在机制转变上下功夫，即使解决不了矛盾也要着力缓解矛盾。

（二）综合权衡长期、近期利益

困难评估：在实现发展的过程中，常常有远期效益和近期效益的权重取舍矛盾。考虑到远期目标实现，如能坚持下去，肯定就会有更大的收益，但常常要牺牲近期的利益。而出于某些考虑，要追求近期利益收益，就可能使得远期目标实现受到影响。中国的国情决定了公立医院的领导常常不是终身制，科室主任由于各种原因可能缺乏远见、远近利益权重取舍不当、进取心不强并还有着不愿意让位等问题，这些都影响着管理尺度掌控和医院政策、机制的建立。

决策选择：在任何情况下，坚持科室内的学习进取、技术进步，提升改善服务环境与技能都是区管医院不变的选择，科室内应当永远保持浓郁的学科技术氛围并有相应机制。一般区管医院容易以临床为主而轻视教学科研，这种认识的原因是前者有经营的直接回报，后者没有。但恰恰是有教学科研才可能使临床技术可持续发展而克服技术老化现象，教学科研是有长利而近期要付代价的事。在任何情况下不能有杀鸡取卵、竭泽而渔的行为。要学习如何发掘需求、满足需求的营销技术。市场的占领是经营的核心，其相关因素和权重影响依次为质量、品牌、服务和价格，如何利用自身已有的条件，改进短板，真正找到掌握市场的方法，需要医院领导给予相应的培训、指导。可采用平衡计分卡为管理工具，从经济、客户（患者）、流程、学习成长四个维度上兼顾平衡，找到适合医院、科室在远近长短中如何确定权重的方式方法。

（三）办法总比困难多

困难评估：区管医院的"五缺"状况使其在差异化发展的道路上遇到的问题会更多，"三中医院"与"三高医院"相比更容易遭遇到"客大欺店"的局面，甚至可能有上下左右共而夹击的情景，还有"祸不单行""屋漏偏遇连夜雨"等等困难接踵而至的情况，常常令人防不胜防，疲于应付，心力交瘁。

决策选择：要有信心，树立办法总比困难多的信念，可群策群力，"三个臭皮匠顶个诸葛亮"。尤其是领导要敢于担当，要坚持实事求是，要坚持原则，也要有沟通的技巧。更重要的是建立有效的机制，平时要采用"痕迹追踪"，努力把事故消灭在萌芽状态。

（四）是否有极端情况下的心理与措施准备

1. 政策的普遍性与单位的特殊性

困难评估：国家、行业管理部门制定的相关政策常常是依据宏观综合的情况而制定的，不可能仅依据某一个单位的情况制定政策。比如为控制医药费用不合理增长，制定了公立医院的总产值不能超过百分之多少，而这个单位刚好有新建业务用房投入使用，病床数也随之增加，或者这个单位过去一直较好控制费用增长并没有得到奖励，正好又有新技术投入使用可能会有一定程度的费用增长等具体情况。政策又不能不执行，而此时执行政策就有可能会落入困境或者遭受重大经营损失。

决策选择：充分、正面地领会政策意图，找到不合理增长的情况并控制改进。而合理的增长则是可行的，也是可以解释清楚的。采用同比、环比、细分因素等方法，去除因为新技术、物价、投入不足、床位增加等合理增长的部分后，看看还有什么需要控制的就去努力吧。依据此思维方式，同样可解决与差异化发展类似的问题。

2. 如何面对不适宜的指令

困难评估：领导出于好意，也许有不合乎实际情况的指令发出，此时不执行可能让领导面子不好看，执行又不可行。如某个领导视察某个医院说："解决看病难很简单，医院不收费就行了。"又如某个领导对区管医院说："你这个医院为什么不能有给中央领导看病的专家呢？为什么不能够达到如同教学医院的质量水平、品牌名气？"还有如"医闹都是医患沟通不好引起的"，"重庆市医疗服务价格改革仅仅实施了7天就闪电终止"，等等。

决策选择：医院最重要的职责是救死扶伤，在面对重大灾难事故救治、病患急诊救治时，不计一切迎难而上是医院和医务人员应尽的责任。区管医院结合自身的实际情况尽一切努力做好应做的医疗工作就是最好的履行职责。面对个别领导不懂得医学科学规律的"好意"的情况,可以做一定解释,也可以搁置一段时间回答,最好应有相关精确的数据依据婉转回答。

3. 人、财、物、信息、时间五要素的极端困难

困难评估:区管医院由于本身就存在"五缺",在实施差异化发展的过程中出现人、财、物、信息、时间的极端困难情况是完全可能的。如:想要创建三甲,却没有合适的学科骨干;好不容易有了骨干,却没有资金购买所需设备;领导指令、患者需求、政策执行与本医院具体情况不相容、信息不对称、难于达到要求时,又如何周全?甚至可能有某个官员给出时间要求去回答或者解决一个根本就不可能完成的或者是不能回答(答应)的问题等等,这些皆有发生。

决策选择:借人才力,可以通过一人兼职多个岗位,选好副手,也可外单位借力兼职完成;资金困难可以通过借贷、延期付款、民营资本投放分成等解决;对明知是跳悬崖的指示可用委婉说明、借力说明、坦诚后果等方式间接表达拒绝之意;既要敢于担当,身有正气,也要有智慧和技巧而善于担当。

4. 韧者无敌与潜能有限,其边界评估与抉择

困难评估:韧者并不是绝对的无敌,也有潜能有限的时候。差异化发展过程中也有可能遇到几乎是山穷水尽的时候,如自筹资金修建病房大楼,资金链几乎断裂,想要贷款上级或者银行不同意;同时"屋漏又遭连夜雨""祸不单行"地出现行风问题或者严重的医疗纠纷事故,几乎是"四面楚歌"。

决策选择:作为单位的一把手,遇到这样的情况正是考验其情商的时候,"我不下地狱谁下地狱",还得咬紧牙关,坚定信念,更要担当!重庆九院的管理者为获得贷款,不让医院资金链断裂甚至把自己的私家资产都抵押给银行,这既是对医院的责任感,又是再大的困难总会有办法的体现,更是对医院发展的自信。相信"关上了门,就会有开的窗",坚定信念,努力做好工作,并形成差异化品牌,将带来新的出路。

二、几种常见状况评估

(一)差异化发展品牌的分析与抉择

困难评估:各区管医院"五缺"情况不同,其差异化战略发展路径切入点可能不同。也有可能因为初期内外环境分析评估能力不足,导致战略设置、计划安排不准确,选择的切入点不一定能达到事半功倍的效果。也有可能由于某种原因,使得原来选择的路径进行到一段时间后又放弃,未能坚持下去取得效果。也有进

行到一段时间后无明显效果，以后也就不想再做，求稳维持即可。

决策选择："五缺"状态下的区管医院差异化发展的选择及效果实现本身就如同前面提到的"不是一帆风顺"的事情。有分析有预案，试行推进，及时总结，在改善中进步，形成PDCA状态，都能取得成功。领导者要审时度势，把控全局，掌握方向，坚定信心，才能带动出良好的结果。区管医院差异化发展也肯定不是一两个月就会有明显的成效，需要时日方可体现。通过及时地总结，有经济数据、工作量数据的改善，并得到民众认可，就是品牌已开始建立。前面介绍的重庆市第一人民医院的皮肤科、重庆九院儿童孤独症康复治疗中心就是典型案例。

（二）差异化内培外引人才的评估

1. 资源（资金）有限，要向骨干倾斜，非骨干如何稳定

困难评估：医院的骨干在临床医技科室通常是指科主任（包括副主任）、护士长（副护士长）和业务水平较高但未担任科室中干的业务人员。当医院依据"二八原则"做出了向骨干倾斜的激励绩效政策后，有限的奖金分配要朝着骨干倾斜，拉开差距，实现优劳优得，激发人的潜力，产生更大的动力，进而取得更多的效益。这是实施绩效机制的目的。那么，如何能够让非骨干群体稳定并调动其积极性，使得依靠团队的医疗卫生服务工作能够形成应有的合力？

决策选择：优劳优得的绩效机制本身就有着激励员工学习进取、提高业务水平和积极工作取得效益的作用和目的。实施科主任负责制，中干奖金不在科室拿而由医院考核支付。医院层面是把各科中干视为骨干，在科室层面，科内的人员也有骨干，通过工龄（包含院龄）、职称、担任科内一些职务如科秘书、住院总医师、小组长等分级分等次管理，从而有科内优劳优得的适宜体现，保障科内业务队伍稳定和工作的开展。此外，还可有平时的学习交流、进修提高、鼓励晋升等方式方法，使得青年医师能够看到"虽然我现在不是骨干，但通过努力不断长本事就会很快成为骨干"的希望和路径。

2. 向外引进人才，院内骨干如何稳定

困难评估：医院要发展学科，常常要引进相关人才作为学科带头人来推动学科进步。引进人才新开设组建一个学科常常不会引起人事上的矛盾。但是在已有的学科上，就可能会出现引进的人才替代了原有的主任的情况，也有可能就"堵住了"有望升级人才的发展道路，从而形成人事矛盾。医院在引进人才时，也不可能把这个人才的所有情况掌握：有的人才学历很高但临床实际操作能力不高；有的人才智商很高但情商不高，难于集聚团队力量开展工作；有的人才带有较为严

重的过去"三高医院"单位工作模式惯性思维,到新的单位未能熟悉本土情况,而出现"水土不服",开张不利,短期内难于调整到位。

这些原因加上人事矛盾,有可能使得引进人才的预期目标无法实现。

决策选择:"杂交具有优势",引进人才必须坚持。要仔细研究每个科室的具体情况,这个科室是否的确需要从外部引进人才?毕竟外部引进人才的成本相对较高,且有着引进不成功之风险。要给引进人才仔细介绍情况,并指导和注意一些问题,尤其是要注意"情商"问题,帮助其较好地制订计划和开展工作,"不仅推上马,还要送一程";有效的绩效激励机制始终坚持,其目的就是要让人才凸显,让员工清楚无论是谁,有能力者就可得上位,"来了女婿凉了儿"的情况相对就好得多,学科建设发展过程也将较为顺利。即使个别人才引进效果不好,只要多数好,就应该在院内正面舆论引导"内培外引"的人才建设工作。

3. 向骨干倾斜的绩效激励方案如何得到以普通员工为主的职代会的认可

困难评估:涉及医院员工的重大利益事项均要获得全员职工代表大会通过方能实施。那么,设立向骨干倾斜、优劳优得的绩效激励机制和方案,能得到以普通员工为主的职代会的认可通过吗?重庆九院的答案和结果是通过了,实施了,并不断改进完善。其原因就是:(1)职代会的普通员工虽然不是中干、骨干级人员,但他们都富有正义感,平时工作中也是勤劳踏实的员工;(2)他们认可耕耘才有收获,付出才有回报;(3)他们认可多劳多得、优劳优得的绩效激励机制;(4)他们认可只有在有知识、有技术、有能力的管理者带领下,医院和科室才会有发展、进步,从而可以获得更多的收获,"大河涨水小河满"。

决策选择:相信群众的眼睛是雪亮的,用浅显易懂的道理引导并讲清楚优劳优得的绩效激励制度,以试行的方式逐步推行,过程中注意不断改进完善,随着事实和效果的不断呈现,谁还不愿意做这样的选择而去固守计划经济时代那种低水平的平均呢?

(三)差异化解决硬件设施的分析与抉择

困难评估:硬件改善中,业务用房修建、大型设备购置需要的资金量较大,这样大量的资金来源一是政府投入,二是自筹,三是合乎法规的层管资金引入。前者如果严重不足,自筹资金则压力大。向银行贷款需要考虑资金周转能否转得动,资金链能否维持,需要考虑经营收益能否支撑财务费用。与民营资本合作,采用投放设备,并由其引进专业技术人才经营管理来支持某个弱势科室逐渐发展,其中如何掌握好双方合作收益分配(年限、分成比例、费用支出承担、内审、设备维护和更新等)需要进行仔细分析评估。条件过于苛刻,民营资本无利可图不愿意来;条件过于宽松,以后又有内审难以过关,甚至会被说成牺牲国家利益满足私人要求等问题。在进入第二阶段中后期,国家又有不准民营资本进入医院进行硬件建设的政策出台,而此时医院发展和患者又需要民营资本的进入,医院该怎样办?

决策选择:若以自筹资金为主进行硬件改造,财务测算是最为基础的工作,同时还要有预案装备,以保障资金链和财务费用支撑。以适当的市场让利吸引投资商来投资经营,是既可避免资金链风险又可求得发展的良好举措,国家政府招商都要给予各种优惠政策,医院要吸引投资商为什么就不能多给予一点优惠政策呢?"高州模式"的贷款和集资方式,差异化发展了医院又给予民众质优价廉的医疗服务;"玉林模式"通过"药房托管"收纳托管费并降低药品差价,优惠于民众,实现了政府少投入、医院能发展、民众少付费的三方满意局面,并有较好医疗行为体现;重庆九院的放射科与民营资本合作,投放大型设备,投资商引来技术人才和经营管理,既减少了资金来源困难,又获得了放射科的不断进步发展。民营资金进入公立医院尚有不少法规政策不清或模糊地带,需在深化医改过程中逐步清晰和完善。

(四)差异化解决资金难题的评估与抉择

困难评估:不同程度具有"五缺"的区管医院中如果医院经营状况不太好,差异化发展中对资金难题的解决就要非常慎重。政府和主管部门担心资不抵债、资金链断裂会不会面临资产冻结,担心医院员工会不会不稳定,担心医院会不会过分地过诊过治,甚至引起行风问题。医院领导面临着如何避免资金链断裂,使之能够维持基本运转的考验,还要保证离退休人员待遇(不少地方的退休员工工资也是靠医院创收去发放)、在岗员工待遇能按时发放,水电气等支出费用能及时给付,要让药品、材料供应商有信心为其提供产品,保障经营进行,等等。要想每一个方面都做好常常是以其他几个方面做得不好为代价,需要医院领导有超强的战略定力和平衡能力。

决策选择:做好充分测算,找到每一个方面的底线并有相关预案,通过上述的"高州模式""玉林模式"以及重庆九院通过民营资本合作案例分析,有事实依据并有当地财政部门、审计部门的帮助支持,可减轻资金压力。重庆九院的实践表明,在有序的各方面支持努力下,该院的人均住院医疗费用长期以来不仅在该市主城区三甲医院中处于最低状态,也低于全国同级别医院平均水平(见表2),与民营资本合作只要管理得当也不一定就会出现所谓严重的过诊过治问题。

（五）差异化发展过程中应用政策时的评估与抉择

困难评估：区管医院在差异化发展过程中，还可能遇到如医疗资源优化重组时期望能通过"合人、合财、合物、合功能、合心"达到较好的资源重组的情况，但历史遗留的某些人员既无技能又要有待遇，还无法如同民营单位一样采用辞退的方式处理，一不小心还会引起上访，造成各种影响；还会遇到要求执行"缩差共富"的平均分配政策，如执行，则可能出现回到计划经济时期吃大锅饭的情况，若没有足够的政府财政投入保底，医院如何保障收入？还有个别离休人员提出他们也要发奖金的要求后，上级打电话来要求医院执行，又没有任何文件依据，医院如何向在岗在职人员交代？医院的编制人员被上级部门严格管控，又没有相应的财政补偿给在编人员，到年底了，在编人员希望像机关公务员一样增发1个月工资，上级来电话也要求医院执行但同样无文件也不另外给予财政补偿，医院又如何向非在编人员交代？面对这些情况，医院领导如何办？

决策选择：这类问题没有简单的对错之分，只有根据实情权重处理掌握：对少数人的特殊情况（只能是个别）的安排尽量不要影响医院发展大局；对某些如果执行就可能造成医院重大震荡的政策，不予执行，医院领导要敢于担当并坚持有法可依、有章可循、利于骨干、利于发展，讲清楚不执行的理由，必要时可通过"三重一大"程序和职代会进行讨论决策，达成共识。

（作者：张培林　谢文义　王樟　穆晓霞　朱秀芳　谭华伟）

第二章　重庆九院差异化发展的理论与实践

CHAPTER 2

导读：

　　著名战略管理专家迈克尔·波特是这样描述差异化战略的：当一个公司能够向客户提供一些独特的、其他竞争对手无法替代的商品且对客户来说其价值不仅仅是一种廉价商品时，这个公司就把自己与竞争厂商区别开来了。

　　医院面临的政府行为、人道主义、市场运行，三者难衡，如何是好？医院承担政府责任、医院发展、员工稳定，分寸在哪里？医疗技术低于成本，药品检查补偿又是"过街老鼠"……政府补偿又极少，医院怎样运行……一切却无现成答案，这是对重庆市第九人民医院管理者的巨大挑战，但又是该院管理者施展探索创新才华的最大机会。

　　因为，九院的管理者坚信：人是有巨大潜力的！潜力是可以激活的！激活后是有独特的主观能动性的！

　　20世纪90年代初期，中国医院正处于改革的转型时期，在现行的体制、机制下，地处中国西部的重庆九院在缺品牌、缺人才、缺硬件、缺资金、缺政策的"五缺"背景下，改变不了现行体制，便先部分改变本单位的运行机制，走差异化发展之路。一般医院的发展规律为"技术—服务—机制—品牌—文化"，而重庆九院则探寻在成本可支撑的前提下，按照"机制—服务—品牌—文化—技术"的模式，结合实际找准经营管理的切入点、激活点与关键点。以资产重组改革、分配制度改革、健康教育改革为切入点拉开一系列改革序幕，不断扩大影响，形成品牌，对外吸引人才，对内鼓舞士气，构建医院独特文化，管理模式不断创新，再回头来逐步发展专科技术与服务，使九院迅速崛起。

　　一个人才相对缺乏，基础条件差，资金有限，低成本支撑的中等规模医院能得到高速发展，十年内实现从区管医院发展成为重庆北部规模最大、综合实力最强的区域医疗中心,从二级甲等医院发展成为三级甲等医院,不少创新发展的实践与理论研究走在全国前列,二十多次荣获全国荣誉,这是多年实施医院差异化发展战略的结果。

本章通过对20世纪90年代重庆九院状况、重庆九院当时的"五缺"背景及当时发展的选择权衡分析,介绍三大发展、三大定位、数字九院,精选十个案例,从"点、线、面"的角度,阐述重庆九院以"壮士断腕"的勇气和科学严谨的态度,实施差异化发展理论与实践的历程,并讲述了公立医院姓"公"而未完全"立"的特殊时期,区管医院应对复杂矛盾的纠结与思考。

第一节 20世纪90年代重庆九院状况

一、重庆九院当时的"五缺"背景

在传统的计划经济体制下,作为纯社会福利事业的医院乃至整个医疗行业,被政府计划和统收统支的体制所笼罩,医院本身不具有掌握自身发展的基本条件和能力。

1978年后,农村家庭联产承包责任制的实行,拉开了中国30年改革的序幕,一方面为医改提供了动力,另一方面经济体制改革深刻影响了中国社会的发展,不断向卫生事业提出新的要求。自此,中国的医疗卫生事业开始向"市场化"方向迈进。医院发展必须适应经济体制改革,按国家对卫生事业的定性,医院不应该以营利为目的。但政府投入严重不足,医疗价格与价值严重背离,医院方面按"福利价格"向社会提供服务,另一方面按市场价格支付各项支出,发展步履艰难。

重庆九院也在这市场化的浪潮中不断前进,但由于先天原因和发展进程中的各种各样的困惑,致使到90年代初期,医院仍处于"五缺"的尴尬境地。

1997年重庆直辖,市政府1号文件将发展滞后的重庆九院等四所医院由重庆资金支持相对丰厚的市卫生局直接管理下放到经济较落后的所在行政辖区北碚区管理。

下放之初,重庆九院缺品牌、缺人才、缺硬件、缺资金、缺政策。具体主要体现在以下几方面。

一是基础差。首先是人才队伍差:500余名员工,无一名硕士及硕士以上学历人员,副高以上仅有33人。其次是临床科室专业齐备度差:临床科室仅有内、外、妇、儿、传染、五官科等简单分科,且内科设置无呼吸科、神经内科、肾内科;外科设置只有三个大组,间杂几个小专业。再次是医教研均衡性差:临床医疗为一、二级水平(1998年合并的北碚区一院为一级医院),教学仅为带实习生和护校;科研极少(1989—1997年共 3 项)。

二是北碚当地经济状况差。当时当地年财政收入未上亿元;1997—2010年,当地财政对医院的经费投入不到 1000 万元(见表4)。

表4 1997—2014年医院区级拨款占总收入比重统计表

年份	总收入(万元)	区级拨款(万元)	区级拨款占总收入比重(%)
1997年	4356.41	268.00	6.15
1998年	5216.12	312.13	5.98
1999年	5863.22	416.97	7.11
2000年	6485.25	372.49	5.74
2001年	7524.99	420.04	5.58
2002年	7865.39	540.89	6.88
2003年	8626.62	397.69	4.61
2004年	10 922.20	588.84	5.39
2005年	12 509.59	505.84	4.04
2006年	14 786.66	509.97	3.45
2007年	19 210.48	845.11	4.40
2008年	22 578.26	748.96	3.32
2009年	27 449.75	662.95	2.42
2010年	33 395.28	825.78	2.47
2011年	42 259.14	2125.17	5.03
2012年	51 147.44	2277.87	4.45
2013年	56 754.55	4652.94	8.20
2014年	66 763.00	3636.57	5.45
合计	403 714.35	20 108.21	4.98
平均增长速度	17.42%	16.58%	

三是缺品牌。老九院为二级医院,老区一院为一级医院;1993年轰动全国的"青霉素事件",造成九院连续多年都无法弥补的负面影响;在市立医院地位低,与两所医科大学附属医院差距巨大。1997年重庆直辖,当时的重庆市卫生局将品牌低、荣誉差、底子薄的四个弱小医院下放到区管。

四是缺硬实力。1997年医院总资产0.51亿元,建筑面积0.91万平方米,设备1092万元,所有病房条件简陋,没有配套的卫生间。

五是缺市场吸引度。当时重庆九院病人量相对少,尤其是住院病人少。年门诊15万人次,年住院8000人次,年业务收入仅4000万元。

下放后的九院人心浮动,方向迷茫,员工要吃饭,医院要发展,百姓要健康,政府要公益,处在夹缝中的这所"五缺"医院究竟该何去何从?

二、重庆九院当时的选择权衡

对于医院管理者而言,传统的等、靠、要的思想不可取,但一味模仿、不切实际凭感觉决策也不行。在无区域优势、无政策优势、无经济优势的客观现实面前,为了适应经济社会的发展、政策导向和民众需求,时任医院领导班子不等不靠,超前思考,谋划医院的战略发展。

下放到所在行政辖区管理后一年,医院新一届领导班子刚成立,就有部分领导和兄弟医院以及重庆九院不少的干部向院班子提出,要尽快模仿医科大附院的"高技术、高设备、高人才"的"三高"医院发展模式,按一般医院"技术—服务—机制—品牌—文化"的发展规律设计医院发展战略。而此时的重庆九院,处于中等技术、中下的设备和人才的现实,加之地处当时经济欠发达地区的现状,是根据自身情况实施相应的差别化发展的战略,还是走一般医院的发展模式?院党政一班人,认真学习、反复理解党的卫生方针、政策,从成本可支撑角度探索"三中"医院生存和发展的出路。

(一)对重庆九院面临的经济问题背景分析

在社会主义市场经济体制的建立尚不够完善的条件下,医院面临着生存及可持续发展外部环境的市场化与医疗体制改革滞后的矛盾,财政补偿机制不到位,医疗服务价格不能准确反映劳动价值,药品利润弥补医疗成本作用不断削弱和因物价水平、工资水平上涨、社会保障缴费增加导致的医院运营成本的不断增加等一系列难以预料的因素。从卫生经济研究角度来看,集中表现在:

1.政府投入严重不足

众多的中国医院政府资金支持薄弱,但公益性和人道主义任务繁重。中国人口占世界人口的22%,卫生总费用占世界卫生总费用的3%。这是传染病为中国人主要健康威胁时的状况,但当中国人口老龄化来临,肿瘤、心脑血管及代谢疾病大幅度增加时,以往的卫生费用占比模式已不可持续。由于政府对公立医院的投入没有量化规定,政府对医院"差额"和"项目"拨款有很大的自由裁量权。

2.医疗收费"虚有虚无"

长期以来医疗收费呈现"虚有虚无"现象。"虚有"：技术、服务等收费未真实反映劳动价值；药品顺加价及各项医技检查价格备受争议。"虚无"：医务人员的"脑力红利"，即许多高技术脑力劳动未得到价值体现。

3.奇异的"三明治"状况

医院夹在政府行为、道义行为与市场行为之间几面为难。医院"背后"的市场经济一手交钱，一手交货；而"前面"的医疗行为、道义行为，必须花费巨大医疗成本，却常常无法去问"谁"埋单；而国有资产保值增值，医院员工队伍物质文化要求增长与患者要求医院进一步降低收费之间的矛盾越显突出。

4.两种思维的碰撞

表现为只要求任务完成、不问成本的计划经济传统惯性观念，与靠更多占有客户资源才能维持医院运行的市场经济利益最大化趋向之间的两种思维的碰撞。

5.配置不合理与亏损

多数中大型医院集中在城市，即便是常见病、多发病，也主要在城市医院看病；中国农村人口多于城市，但农民享受医院服务的数量显著少于城市，而即使是城市医院也有不少亏损。

6.不同规模医院的经营差异

在当时的体制、机制下，医院生存、发展主要靠市场竞争获得更多的客户(患者)资源才能维持；不同规模医院面对不同客户群体有不同的经营。从医院成本控制研究角度看医院"创收"，"三高"医院是以高技术、高成本支撑，"三中"医院以中等技术、中等成本支撑，"三低"医院以低技术、低成本支撑，且客户群体也有较大差异。

(二)对九院的"SWOT"分析

根据管理学提供的企业战略理论，结合国家政策、医疗行业和医院的实际情况，对医院当时面临的优势、劣势、机会、威胁进行客观分析(SWOT分析)。一是发扬优势。在其他方面一般，与同行比较没有显著差异，但在本院优势明显的情况下，应当重点突出自身优势。二是克服劣势。如果本院存在明显的缺陷，而其他方面又不显著，克服劣势就应当成为当前战略的中心。三是抓住机会。在与其他医院竞争实力基本相当的条件下，如果出现了拓展市场的机会，那么战略的重点就是抢占先机、抓住眼前的机会。四是消除威胁。如果威胁来自产业环境而非竞争者，就需要独立或者与竞争者联合行动消除威胁。

通过对医院客观情况的分析，列出优势—劣势、机会—威胁表格：

表5 对九院"SWOT"的分析

相对优势： 重庆北部唯一的老市级医院 民风朴实 卢作孚文化	机会： 国家改革的大背景 新一届领导班子的眼界和胆识 新门诊大楼的投入使用 北碚区正在讨论医疗资源整合问题
劣势： 基础差 "三中"医院(中等规模、中等技术、中等设备和人才) 缺品牌 缺硬实力 当地经济状况差 缺市场吸引度 建院几十年技术发展缓慢	威胁： 管办不分,集中表现为缺位或越位 医科大附院高新技术的加速发展 百姓对医疗和医院期望越来越高 九院离主城区大医院较近,病员易流失

实际上医院发展战略是一个综合问题,还需要结合地区和行业特点,考虑单位的组织基础、人力资源状况、历史沿革、医院文化,进行内外结合、动态调整,灵活应对。针对当时医院的发展状况,厘清战略整合的基本问题。

一是把握医院区域规划和功能定位。正确评价、准确定位,努力进取,但要注意量力而行、稳步前进。

二是综合发展还需突出专科优势。要做出这种决策需要考虑很多因素,如重庆九院的基础和医疗知识领先程度、现有发展模式的可持续性、扩张可能性、扩张目标医疗市场容量、市场开发的程度等方面。

三是面对多大的市场范围。是作为地区中心还是面向全国,这要考虑重庆九院现有的市场占有比例、技术领先性、优势资源、品牌影响力、管理方式的可控性等方面的情况。

四是如何加强医院品牌建设。品牌建设实际上是医院战略定位的重要内容,它向社会提供了可识别的标志。重要的是品牌建设应当作为战略管理的重要方面而不是孤立进行,或者说,只有在战略明确的前提下进行品牌建设,才能在最大程度上避免失误。

（三）对九院走常规之路还是差异化之路的分析

通过对重庆九院进行"SWOT"分析,厘清九院发展战略整合的基本问题,使医院党政一班人对该院的发展战略定位逐渐清晰并达成共识;但对众说纷纭的按"一般医院的常规发展规律"还是按"差异化的发展思路",还需要进一步分析两种模式的好处和问题。

1. 常规发展

按"三高"(高技术、高设备、高人才)的医院发展模式设计医院发展战略,其好处:

(1)管理较轻松。做一个一般的区管医院,按部就班,院长和班子管理相对简单,即使短期内医院发展不大不快,也不会垮掉。

(2)领导承担风险较小。按领导和员工接受的传统和一般理模式进行管理,九院几十年都是这样过来的,在短期内大家不会对班子有较大非议。

(3)医院相对稳定。凭借办院历史长和重庆北部唯一的老市级医院的相对区域优势,医院在短期内还可保持稳定。

存在的问题:

(1)可行性较差。医疗技术的提高需要人才,高技术人才的培养和引进需要包括资金在内的多种要素作保障。当时的九院不仅不具备深化专科建设的人力资源基础,也不具备引进高级人才和学科带头人的平台和物质条件。第一步走不好,其他几步就难以实现。

(2)日后存在生存危机。九院从资金支持相对宽松的市管被下放到财政投入极少的区管,本身就面临生存的压力,加之医疗技术的提高也不是一朝一夕的事,将极有限的资金投入到并不具备优势的某个"技术点"上,既是杯水车薪,也难以实现走好发展技术第一步的良好愿望。

(3)错失发展机遇。随着社会主义市场经济体制的建立和市场体系的发展,医院逐步被推向市场进行竞争,同时要依靠自身的经营能力维持运营和谋求发展。如果说宏观政策环境和行业环境的变化促使医院参与竞争,提出医院发展问题,那么,面对已经到来的新环境,医院必须为自身的长远发展制订战略,这既是挑战,也是机遇,否则,九院将错失发展机遇。

2. 差异化发展

通过对九院按常规思维模式发展时的好处和问题的分析,决策层更坚定了改革信心,坚定了走低成本支撑下"三中"(中等技术、中等硬件与中端市场)医院的差异化发展之路,即按"机制—服务—品牌—文化—技术"的发展模式设计医院战略,其可行性有以下几个方面。

(1)开拓创新的领导班子

战略确定了,关键在人。1998年成立的新一届院领导班子是一个开拓创新的领导班子,具体体现在:

一是观念超前。一件事情要做成功,首先要看准时机,及时出手,还要操作有方；细节决定成败；决胜在中层。

二是班子互补。重庆九院的领导班子是一个性格、智慧、知识、能力和谐互补，并具有拼搏奉献精神的团队。

三是民主集中。凡是对重大事项、重要决策及关系职工利益与医院发展的事项，均坚持事前讨论，坚持程序，做到对内知无不言，一旦形成决策，则对外口径一致。

四是顾全大局。班子每个成员各有分工，根据自己的角色做事，各司其职，但又要服从医院整体利益的需要，相互补台，以大局为重。

五是作风务实。再好的想象和策划，也比不上一个有缺憾的实践活动，只有实践才能改变世界，实践活动都是从不完善到逐渐完善的，改革成功与否，跟领导的价值观取向密切相关，跟做事是否务实有关。

六是敢于担当。主要领导能把握大局，培养干部，不断学习，提高修养。

（2）务实求真的发展思路

视野决定思路，思路决定出路。面对医院发展中不可回避的复杂矛盾和窘境，重庆九院管理层以超凡的远见和胆识，厘清医院发展思路。

一是确立差异化战略发展思路；

二是改变不了现行体制，可从改变本单位部分的运行机制入手；

三是发挥好九院特色的成本管理在医院发展中的战略地位和作用；

四是既要关注成本可支撑的度，更要关注节俭成本不得违背质量安全的底线，采取切合实际的平衡措施；

五是一般医院的发展规律为"技术—服务—机制—品牌—文化"；而重庆九院打破常规，按照"机制—服务—品牌—文化—技术"的模式，实现差异化发展。

六是结合实际找准经营管理的切入点、激活点与关键点。激活点是人、财、物、时间、信息五要素优化配置；切入点是常规思维与错位发展；关键点是政府资金投入较少的医院，实事求是，以较小成本投入、最大限度的社会效益回报作为众多矛盾解决的出发点。

（3）可持续发展的战略定位

在成本可支撑的前提下，医院制定了全面、协调、可持续发展战略：

一是政府行为、医院发展、员工队伍稳定"三兼顾"协调发展；

二是医疗、教学、科研协调发展；

三是硬件、软件协调发展；

四是看远顾近与看近顾远的协调；

五是大胆创新、重用骨干与多数非骨干的稳定的协调；

六是行业认可与社会认可的协调；

七是地方认可与全市、全国认可的协调。地方重点解决百姓疾病；全市发挥好区域医疗中心的作用；用医院改革成果为国家做贡献。

具体体现为六方面的特色：看病相对不难的医院；看病相对不贵的医院；医教研均衡发展的医院；专科特色突出的医院；重大公共卫生挺身而出的医院；沉淀独特文化的医院。

（4）可操作的差异化发展路线图

医院发展的思路厘清了，方向明确了，还要有好的工作方法和可操作的路线图，并一步一个脚印地走下去。院领导班子总结出具有九院特色的"洗脑筋、抓大事、多授权、勤过问、要结果""十五字"工作法。

所谓"洗脑筋"，就是差异化之路的早期，大家并不一定能形成共识，需要在不同层面、不同群体、不同时期反复引导、讲解和灌输；

所谓"抓大事"，就是对纷繁复杂的问题和矛盾，要进行利弊权重分析，有所为有所不为，集中精力抓影响医院稳定和发展的大事、要事；

所谓"多授权"，就是实行层级管理，充分发挥逐级管理的优势，充分相信下属，一级对一级负责；

所谓"勤过问"，就是不能做甩手掌柜，必须"过问"授权后按时推进的工作和改革的节奏和力度，细节要控制到位，随时纠偏。

所谓"要结果"，就是凡事要"抠底"，形成共识的决策和事情要义无反顾地坚持到底，并收到预期效果。

发展路线图

第一步：实施改革创新。进行资产重组、分配制度改革，在机制上打破常态，对外进行资产重组，低成本扩大规模和影响力；对内进行功能调整、优化组合，激发员工的活力。

第二步：打造九院品牌。持之以恒地抓好"健康教育"这项民心工程，探索低成本支撑下"三中"医院的"成本控制"，在全国公立医院首先引用国外管理工具"平衡计分卡"及质量、安全、成本、绩效考核为一体的"规范化科室建设"。

第三步：构建医院文化。传承"以爱国、爱岗为主要内容的'卢作孚文化'，以救死扶伤、勇挑重担为主要内容的'抗战文化'；开创以与时俱进、勇于创新、自强不息为主要内容的'改革文化'，并逐步培育形成具有九院特色的'三大文化'"。让九院文化深深扎根于员工心中，融入员工的意志品格中，凝成团结奋斗的合力，共铸九院辉煌。

第四步：推行特色服务。在加强规范化服务的基础上，各科室推出特色服务，构建和谐医患关系。如开展"做到三个零"活动，即科室服务零投诉、医患之间零距离、医疗护理零缺陷。开展"五多一问"活动。五多"即多巡视一次病房、多讲一次普通话、病人面前多停留一分钟、对病人多一些耐心、解释病情多些主动性。"一问"，即有问必答，首问负责制。

第五步：医教研均衡发展。以创建"三甲"医院为契机，先用"二甲医院"的"底子"，创下"三甲医院"的"牌子"。在以后的几年中按照"三甲医院"的要求，克服一般区管医院重临床轻教学科研的顽疾，使医教研水平共同发展，逐步完善"三甲医院"的"里子"。

以上几步，既有阶段性推进的重点和难点，也有相互的融合交织。

但也存在以下问题：

①转变观念的问题。每一项改革举措的出台和实施，均不是"一帆风顺"的事，传统与创新的观念无时不在发生冲突。

②担忧是否成功的问题。创新就是做以前未做过的事，一切却无现成答案，其结果又有不确定性，这是医院管理者面临的巨大挑战和风险。

③如何把握分寸的问题。在面临政府行为、人道主义、市场运行和本身"五缺"的情况下，医院如何把握和处理好遵照政府要求、谋求自身发展、员工稳定以及病人需求之间的关系。

④处理好人才之间关系的问题。专业人才少的时候恐慌，专业人才多了以后可能的内耗加大让人心慌。

三、好风凭借力

（一）当时的一系列政策及对重庆九院的影响

从1985年的《中共中央关于教育体制改革的决定》到1993年的《中国教育改革和发展纲要》，再到2010年的《国家中长期教育改革和发展规划纲要》，在分析这一系列重大教育政策的颁行对卫生行业的影响之前，让我们先看看教育行业。国家政策对这一行业进行了引导，对深化教育体制改革进行了更系统更具体的部署，推进了人才培养制度改革、考试招生制度改革、学校制度改革，深化了办学体制改革、管理体制改革等。

回顾教育体制几十年来的改革历程，正是有良好的政策指引，全国教育系统才抓住了历史上三大发展机会，教育体制改革在经历着一种由表及里、由革除旧体制到建立新体制、新机制的过程。改革的根本目标是实现教育体制与机制的创新。而卫生行业虽然有政策指引，但是早期未用好政策，90年代才开始抓政策指导和发展的机遇。

1978年开始的新一轮医疗卫生体制改革，"运用经济手段管理卫生事业"已在萌芽状态之中；1980年卫生部等三部委出台的《关于加强医院经济管理工作试点工作的通知》，提出对卫生医疗机构实行放权、让利、搞活，实行鼓励创收和自我发展的政策，改革收费制度；1981年，卫生部下发了《医院经济管理暂行办法》和《关于加强卫生机构经济管理的意见》，目的均在于调动医院的积极性。1985年始开展的第二轮医疗卫生体制改革，其主导方向仍然是市场化。1985年4月，国务院批转卫生部《关于卫生工作改革若干政策问题的报告》（国发〔1985〕62号），该文件提出："必须进行改革，放宽政策，简政放权，多方集资，开阔发展卫生事业的路子，把卫生工作搞好。"

80年代的卫生系统整体来讲，适应了长期以来的福利事业定位，"书生气"和"传统保守"使得创新少，按部就班的多，此时的重庆九院也过着"温水煮蛙"的日子。

1992年1月，邓小平同志在视察南方时就一系列问题发表了谈话，标志着中国建立社会主义市场经济体制道路的全面铺开。公立医院作为非营利性事业单位，也尝试着"现代企业制度"的改革模式，"医疗产业化""商品化""市场化"登上了医改的舞台[①]。此时，政府对公立医院逐渐减责、让利和放权。其中，减责是指政府对公立医院的投入比重下降；让利是指政府赋予公立医院服务创收的权力；放权是指政府在某些方面放松对公立医院的管制，实事上促进了公立医院的市场化运行。

此时，虽然重庆九院同重庆主城区的众多大中型医院以及附近区县人民医院站在同一起跑线上，但是，由于自身先天不足（五缺），支撑医院高速发展的软硬件实力不占优势，因而在政府逐渐减责的大环境下，要同其他医院竞争，使自身能够生存甚至发展，面临的困难远比想象的还多。

1992年9月，国务院下发《关于深化卫生医疗体制改革的几点意见》，卫生部贯彻文件提出的"建设靠国家，吃饭靠自己"的精神。卫生部门工作会议中要求医院要在"以工助医、以副补主"等方面取得新成绩；进一步扩大医疗卫生单位的自主权，使单位真正拥有劳动人事安排权、业务建设决策权、经营开发管理权、工资奖金分配权，允许实行一院两制和一院多制的运营管理模式和分配方式，允许以资金入股、技术入股兴办合作项目。这些卫生政策刺激了医院以创收来弥补收入

---

①顾菊香.非营利性医院发展第三产业的思考[J].中国卫生经济，2000(10)：52.

不足,同时,也影响了医疗机构公益性的发挥,是酿成"看病贵"的重要原因之一,群众反应强烈。同时,在新的卫生政策影响下各公立医院都在竞相攀建高楼、购买大型设备,努力扩编扩容,以增加医院收入。

此时,重庆九院面临着当地政府只给政策,少给钱或不给钱的现状,虽同全国大多数公立医院一样,有一定发展。但是,自身的"三中"(中等技术、中等硬件、中端市场)现状又面临着"三高"医院(高技术、高资产、高市场医院,如:军队医科大附院、地方医科大附院、老牌市级医院等)和"三低"医院(乡镇医院、社区卫生服务中心等)对医疗市场的挤占。在分级诊疗不健全的情况下,九院面临着中高端病源流向医科大学附院和专科医院,中低端病源又流向基层医疗机构的问题,医疗市场呈现萎缩的趋势。所以,通过占据市场获得快速发展也同样举步维艰。由此也使本身的缺资金问题更加严重。

1993年5月,全国医政工作会议上,时任卫生部领导明确表示反对市场化,要求多顾及医疗的大众福利属性和起码的社会公平。该会是在卫生部门内部针对公立医院在市场化进程中,政策减责化趋向严重,公立医院更加注重经济效益而忽视公益性的倾向展开了一系列争论后召开的。从此以后,医改领域内的政府主导和市场主导的争论几乎就没有停止过,而且逐步成为一个焦点问题而被社会各界所讨论。

时值20年后的今天,虽然业内外都一致认可公立医院应当坚持公益性,但是,公益性的真正的可操作性内涵、范围及标准,以及其成本支撑的规律和来源,却未曾有哪级权威部门公开界定,以致在争论的过程中,多数限于概念定义的探讨,真正能够落到实处的操作方法并不多。当然,也有个别学者认为,可从基本医疗的角度出发,将其先行明确后再对公益性释义。但时至今日,也未见到有对公益性进行详尽解释的相关文件和措施出台。

1993年9月,随着医疗改革的不断深化和发展,绝大多数医务人员的质量意识不断增强,医疗服务质量已有较大提高。但是,一些单位对医疗质量仍疏于管理,存在的事故苗头和隐患较多,院内感染屡屡发生,严重危及患者的安全。同时,还存在服务态度问题,由此而导致医疗纠纷的发生及医患之间关系紧张。因此,在强化公立医院经营管理的同时,要求加强医疗质量管理的要求越来越迫切,为此,卫生部发出了《关于加强医疗质量管理的通知》,要求医务人员提高医疗质量意识。

此时,面对卫生部要求的把医疗质量放在首位、认真持续开展"三基三严"教育、加强分级管理等10项针对提高医疗质量的举措,重庆九院一方面按照上级的要求,努力提高医疗质量;但另一方面,面临提高医疗质量所需的软硬件设施建设,更显得力不从心,"五缺"问题更加显现,制约着医院的快速高效发展。

1997年1月《中共中央、国务院关于卫生改革与发展的决定》进一步强调:中央和地方政府对卫生事业的投入,要随着经济的发展逐年增加,增加幅度不低于财政支出的增长幅度,各级政府要努力增加卫生投入,广泛动员社会各方面筹集发展卫生事业的资金,公民个人也要逐渐增加卫生投入。但同时又强调:要适应社会主义市场经济的发展,遵循卫生事业发展的内在规律,逐步建立起宏观调控有力、微观运行富有生机的新机制,要扩大卫生机制的经营管理自主权。从该决定不难看出,由于前几年的公立医院市场化走向,导致了政府投入弱化,虽然中央高层已意识到,并在文件中明确表示财政对公立医院的投入增加幅度不低于财政支出的增长幅度,但具体实践过程中,由于政府对公立医院的公益投入无量化指标管控,即投入多少未纳入政府经济责任目标,故对公立医院的投入普遍很少,因此,催逼公立医院仍然以市场化、以经营为导向来解决"自收自支"生存问题(多数地方上一级对下一级政府卫生考核只有孕产妇死亡率和婴幼儿疫接种率,无资金投入考核)。

对重庆九院而言,经过测算可知政府对该院的财政投入远未达到上述要求外,另外面临的问题就是1997年重庆直辖,将本属市级统管的重庆九院下放到经济相对落后的北碚区管辖(当时解释为增强区级政府的活力),使本来国有资产积累不多的医院生存面临更大的困难,使医院发展和国有资产保值增值的道路更加曲折和漫长。

2000年2月,作为贯彻《中共中央、国务院关于卫生改革与发展的决定》的总体文件,国务院办公厅转发国务院体改办、卫生部等8部委《关于城镇医药卫生体制改革的指导意见》。之后陆续出台了:《关于城镇医疗机构分类管理的实施意见》《关于卫生事业补助政策的意见》《医院药品收支两条线管理暂行办法》《关于医疗机构有关税收政策的通知》《关于改革药品价格管理的意见》《关于改革医疗服务价格管理的意见》等。

围绕《中共中央、国务院关于卫生改革与发展的决定》的10余项系列文件,国家从公立医院的分级管理、财政投入、药品收支、医疗价格、区域规划、人事改革、卫生监督等方面对如何加强公立医院的管理进行了全方位的细化,这些举措,对于具有逐利化趋向的公立医院而言,无疑具有纠偏的作用。然而,经过多年的发展,当人们回望过去时,不难发现,其中,对医院的监督管理的外压力多,而提高医务人员积极性的内动力相对较少,仅就医疗服务价格而言,国家计委、卫生部早在

2000年7月就联合印发《关于改革医疗服务价格管理的意见》(计价格〔2000〕962号),指出:对医疗服务价格实行政府指导价和市场调节价,取消政府定价,此后,重庆市物价局、重庆市发改委、重庆市卫生局等多部门联合制定了2004版的医疗物价收费标准。10余年来,虽然重庆经济得到迅速发展,市场物价也在不断提升,但是,医疗物价却一直沿用2004年的标准,其间,虽然有些增删,但主要是针对新开展的医疗项目,以及对有些项目合并、拆分后的删减,而并未对其中未变化的医疗项目、内容进行调整。虽然2015年实施了2014年版新医疗物价政策,但又因各种原因,实施七天后迅速叫停。

重庆九院住院病人费用近况:重庆九院重点是对常见病、多发病的诊治,在对2013、2014年该院的统计分析中可知,住院病人的医疗费用在5万元以下的占了95%以上,其中多数为医疗费用在1万元左右的病人,同时,在与主城区的其他三甲医院的比较中,也低于平均值(见表2)。这其中既有医院加强精细化管理、成本控制以及努力减轻病人费用等各种措施的影响,也有较多"中端市场"病人的客观情况,还有医疗服务项目价格严重背离价值等综合原因。

从卫生经济角度简要概括我国医疗卫生发展的历史阶段:1949—1992年是计划经济年代;1992—1997年是探索医疗市场化年代;1997—2009年是市场化大发展年代;2009年至今为探索政府与市场的平衡点年代。

(二)抢抓机遇——重庆九院针对"五缺"的应对举措

1. 缺资金

一般而言,如果要问一个人是否缺钱,可能多数人都会回答"缺",有时甚至还会出现越是有钱人,越感觉缺钱的情况。

但对于重庆九院而言,缺资金是一切发展的最大障碍。一方面,在没有政府重大项目资金支持的状况下,用好政策,实行对低成本医院的资产扩张和市场领域扩张。由此,重庆九院1998年9月与北碚区人民医院、2004年4月与原华光仪器厂(军工企业厂)医院成功地进行了系列区域医院资源优化重组,成功的低成本运作实现了医院资产的保值增值,区域卫生资源的优化组合,为可持续高速发展奠定了基础。另一方面,想尽办法,多方争取向银行贷款,最困难时用医院法定代表人和总会计师的私人房屋作为抵押,通过医院和个人信誉担保,使到期的贷款得以顺延,在特殊的情况下,保证了医院资金的正常运转。

2. 缺品牌

20世纪90年代,公立医院都在以市场化的方式运作,以市场性维持公益性,医科大附院强大的市场占有——三虹吸(吸资金、吸人才、吸资源)现象更加明显。此时,九院迫切需要通过树立品牌来快速提升知名度,然后,通过发展先进技术,从医疗技术方面树立品牌。但这样做需要的周期长,同时,由于其他四缺的存在,难以有足够的经济实力支撑高技术的发展。

经过多方调研,结合政府倡导、老百姓需求和医院实际,九院选择了一条由医院创新健康教育的路子。这既是差异化发展的切入点,又是爱心桥梁的支撑点,更是品牌形象的闪光点。因为,健康教育既是政府导向和人道主义理应的行为,又是医院自身适应市场、构筑品牌必做的工作;健康教育有利于缓解医患卫生信息不对称,有利于改善医院环境,有利于促进医院文化和品牌建设。1995年以来,重庆九院持之以恒地抓好健康教育这项民心工程,不仅以此完成了政府倡导的民众素质健康服务任务,还将其作为医院品牌战略措施之一。

如何解决好成本支撑并兼顾有所作为的医疗活动(公益、人道主义、员工成长、医院发展的兼顾),如何循证决策和量化推进复杂的医疗工作,一直是九院管理者探索的管理难点。以重庆市医学重点研究室——医院成本控制研究室为平台,从2004年年初起,九院在全国公立医院中率先应用平衡计分卡(BSC)于医院管理。通过院、科、个人驱动性因素及其指标体系,非财务性指标量化,前瞻性指标体系的构建,构成了以财务为核心,兼顾患者、流程和学习成长的战略执行管理系统。

重庆九院以独创的规范化科室建设为载体,不断探索"目标—任务—考核—发放"一体化的管理创新模式。九院"规范化科室"的特点主要体现在:一是本土化,重庆九院根据自身的直接需求、短板,创建规范化科室;二是"三结合",即上级要求与医院实际相结合、医院肩负的责任与病人的需求相结合、质量安全与成本研究相结合;三是持改,从2004年初起开始实施规范化科室建设,方案几易其稿,指标周期性修改;四是权重,根据上级政策和医院的阶段性重点,指标权重动态调整;五是信息,医院的信息系统还配合规范化科室建设设置了专门的系统,由此促使精细化管理更加深入,从事前、事中、事后进行动态监控;六是工具,将90年代中期国外企业应用的平衡计分卡(BSC)管理工具,首次应用于国内的公立医院,规范科室的指标,按患者维度、流程维度、财务维度、学习与成长维度设置;七是产业,从规范化科室创建开始,就与重庆金算盘财会软件公司进行合作开发,将形成的医院管理软件推向市场;八是文化,持续多年的规范化科室,是医院"三大文化"中

"改革文化"的重要组成部分;九是政策,重庆九院规范化科室的部分研究成果,纳入重庆和全国公立医院医改政策中;十是品牌,重庆九院管理创新的理论与实践成果——质量安全与成本消耗关联的规律研究,已成为九院的一张名片。2015年12月,中国第一个研究医改成本管理的研究机构"重庆市医院成本管理研究中心"成立。

3. 缺人才

当时重庆九院经济底子弱,骨干又不多,既要激励和保护好现有骨干员工,又要想方设法引进人才。九院从感情、事业、待遇三方面入手加强人才发展工作。

对内:一方面结合重庆市委组织部、人事局、卫生局等出台的《关于印发重庆市卫生事业单位人事制度改革实施意见》(渝人发〔2000〕100号)、卫生部《关于印发卫生事业单位人事制度改革配套文件的通知》(卫人发〔2002〕325号)等文件要求进行全员聘任、竞聘上岗。但下岗人员医院自行解决,即"自己的孩子自己养"。由此,医院建立了"三产办公室",作为下岗分流的"蓄水池"和为政府分忧及社会稳定的"创新地";另一方面,用有限的经济力量去激发员工的创造活力与潜能。重庆九院学习和借鉴外资企业,按照"二八"原则,实施"奖金模糊弹性"发放进行改革创新。根据不同岗位的责任、技术劳动的复杂性和承担的风险程度、工作量的大小等不同情况,将管理要素、技术要素、责任要素一并纳入分配因素,确定绩效奖励。拉开分配档次,向关键岗位和优秀人才倾斜,通过高激励的措施,让收入不同的人各自心理平衡,营造了和谐及公平竞争的氛围。

对外:通过已形成的品牌,再加上分配上的特殊激励政策,让员工和社会看到医院发展的好趋势和比较公平的个人发展平台。通过内培外引,积淀专科人才。整个操作的关键是防范"来了女婿掉了儿",坚持不懈地做好九院本土人才与引进人才、九院文化与外来文化的相互融合与包容。

4. 缺硬件

在医院自身经济能力难以承受,市场需求巨大且政策允许的情况,医院通过学习其他医院的先进典型,通过考察多家合作对象,最终与相关公司签订合作协议,由相关公司提供设备、专业人才和管理人员,早期以市场和"利益"换项目,最终在实现本土化后改为医院自主经营。如:因人才、资金、经验均缺乏而引进的合作项目有放射科及影像科、核磁共振系统、放疗中心、制氧系统、特需病房、准分子激光、医学美容专科等。通过与有关公司合作,采取互利共赢的原则,较好地解决了资金、设备、专业人才问题,多数效果很好,尤其是影像、放疗、核磁、制氧合作,使医院度过了最艰难的岁月。个别效果不好的项目按合同终止合作。

5. 缺政策

尽管有一些政策,但现实告诉我们,有些政策没有补贯彻与落实,或缺乏可操作性。80年代始开始的30多次降低药品价格最具说服力:由于政府投入没有量化标准和相应的问责机制,在涉及医院自行发展的众多政策中,自我生存的政策能够得到较快的执行,但对于加强政府投入的相关政策,如基本建设、重大设备、基本医疗、政策性亏损,虽然早在国务院《关于卫生改革与发展的决定》中就已提出,在2009年的新医改中再次提出,但如今,新医改已进行了多个年头,政策的落实依然存疑。公立医院自身不能等不能靠,因而,只有不断地自加压力发展自己。

(作者:张培林　冯文龙　王毅　朱小玲　郑万会　张娅莉)

第二节 发展才是硬道理

1997年亚洲金融危机爆发。中国政府为承担大国责任,以维护地区的稳定和发展大局,用巨大的代价采取了一系列稳定政策,对外承诺保持人民币不贬值,对内实行以扩大内需、刺激经济增长为目的的房改、教改、医改等改革举措。其中医改于1998年在部分省市试点,2000年在全国推行,由于政府对卫生的总投入大幅减少,使得公立医院只能逐渐依靠自收自支的市场化创收模式来维持运行。此前,重庆市已成为直辖市(1997年),市政府以重庆九院为改革试点,将其由市立医院下放为区管医院。在"五缺"劣势突出,外环境、内环境危机叠加的困境里,重庆九院不得不调整战略,选择符合医院院情的发展路径。由此,低成本支撑"三中"区管医院差异化发展的战略即成为九院人必然的选择。在打造"西部名院"的战略目标引领下,重庆九院抛弃了当时大多数大型医院"技术—服务—机制—品牌—文化"的常规化发展路径,探索性地走上一条以机制改革为起点的"机制—服务—品牌—文化—技术"的发展道路,经10余年的不懈努力,重庆九院实现了医院的创新、高速、跨越式发展,医院差异化发展方式,是科学观与价值观的交融,是科学性与可行性结合的产物。

一、三大发展、三大定位、数字九院

(一)三大发展

经过对医院基本条件的缜密研判和谋划,重庆九院在2000年"九五"末期提出了医院要在"十五"(2001—2005年)实现"三大发展"的五年规划,即从区管医院发展为区域医疗中心;从一、二级医院发展为三甲医院;多项改革创新为全国医疗卫生事业改革发展做贡献。围绕"三大发展",重庆九院组织完成了多项关键性工作:2001年医院领导班子按照自己总结的"大事靠走、小事靠守、特事靠扭"的策略,在完成大量铺垫工作的前提下,争取到区政府和重庆市卫生局的支持,将重庆九院规划为重庆北部区域医疗中心,为医院扩大规模打下了基础。之后经过创造条件、主动协商,重庆九院与重庆医科大学达成一致,于2002年正式挂牌成为其非直管附属医院,为医院以教学工作促进医疗及科研工作的进步打下了基础。经过全院、全员2001—2003年的精心准备,在规划允许,多数医教研工作指标基本不缺项的情况下,重庆九院向三级甲等综合医院的目标发起了最后的冲刺,并于2003年成为重庆市十余所三甲医院之一。这一重要医院品牌提升的成功,成为九院发展的重大转折和机遇。2004年重庆九院按照三甲的规模布局,合并了当地一所兵工厂的职工医院。2005年重庆九院用3年时间基本靠借贷(1.6亿元)建设的近3万平方米的外科综合住院大楼竣工并投入使用,成为从床位数量到病房设施条件符合"三甲要求"的医院。其间,重庆九院在实践基础上,提炼总结的医院资产优化重组理论1+1＞2,以及合人、合物、合财、合功能、合心的"五合"理论成为商学院的经典教材,九院因此参与国家科委重大课题"中国公立医院产权制度改革"的研究,部分内容被"新医改"采纳,全国首届和第四届"医院产权改革大会"在重庆九院召开现场会,九院改革创新亮点——资产重组"五合"理论得到全体与会专家、学者、同行的认可并全国推广,九院也成为全国公立医院合并重组的经典范例。至2005年"十五"完成之时,重庆九院即全面实现了"三大发展"的规划目标。

(二)三大定位

在此需要说明的是,重庆九院虽然在"十五"实现了"三大发展",成为重庆北部区域医疗中心、三级甲等医院,部分改革创新亮点在全国业内有名,但医院的综合实力和实际内涵离标准的三甲医院还有较大的差距。为此,以先创三甲品牌再倒逼完善内涵的发展规划,在医院随后的"十一五"(2006—2010年)规划和"十二五"(2011—2015年)规划中得到阶段式的推进。"十一五"重庆九院基本实现了科与科之间、人与人之间达到均衡的三甲水平;医院的医疗水平和费用控制达到均衡的性价比;医疗技术、诊疗服务、医院文化、医院品牌均衡发展;员工的人生价值体现与医院的可持续发展均衡同步,即"四个均衡"。值得一提的是,在多年理论与实践的基础上,2007年重庆九院在国内首创"医院成本控制研究室",这一研究室同时也成为省部级重点研究室,2015年又首创"医院成本管理研究中心",医院从此走上了公立医院改革实践与理论创新的,有卫生经济研究平台支撑的,紧密结合、相互促进的轨道。2009年,重庆九院的儿童孤独症专科被评为省部级特色专科。随着两个"重点学科"的建立和发展,重庆九院超越一般区管医院的发展定位已初见端倪。"十二五"期间,重庆九院进一步按照景观型、品牌型、公益性、绩效型"四大愿景"加快建设。重点学科建设取得了长足进步,新增2个省部级中心,10个省部级重点学科(专科)、特色专科和6个区级重点专科。投资1.5亿元建成了2万余平方米的门诊内科综合楼,医院病床编制在符合区域规划的前提下,由原来的502张扩增至1200张。科研工作实现了国家自然科学基金项目和国家社会科学基金项目的双突破,医院的医教研综合实力位居重庆主城区除医科大附院外的同类市立三甲医院前列,并于2013年以较高水平,通过了按照卫生部《三级综合医院评审标准(2011年版)》开展的三甲医院复评,来自上海、山东、重庆市的各大医疗机构评审专家,对重庆九院的差异化创新发展特色给予了高度评价。到2015年"十二五"末,重庆九院发展的"三大定位"得到清晰的呈现,即医院成本管理研究全国领先;儿童孤独症康复治疗中国西部领先;医教研综合实力重庆北部领先。

(三)数字九院

1. 医疗总收入对比

九院所在的北碚区有70余万人,且城市常住人员30余万人,是重庆市经济发展较差的区(重庆主城共有9个区,北碚区经济排名落后),但区管辖的九院几乎所有发展指标都走在9个区管医院的前列。

医疗总收入:

1997年:4356万元;

2015年:约7亿元

2. 年出院人次对比

1997年:8500人次

2015年:约4.2万人次

3. 年门诊人次对比
1997年：13万人次

2015年：71万人次

4. 临床专科数量
1997年：23个

2015年：49个

5. 硕士以上学历
1997年：0人

2015年：197人

6. 副高以上人员
1997年：33人

2015年：203人

7. 重点学科
1998年以前：2个

1998～2015年：16个

8. 科研项目
1998年以前：3项

1998～2015年：98项

9. 教学工作
1998年以前：卫校护理专业中专教育、临床实习带教

1998～2015年：研究生教学、本科理论教学、临床教学、8个硕士生培养点、重庆市全科医师培训基地、重庆市住院医师规范化培训基地、重庆市护理培训基地

10. 床位数
1997年：400张

2015年：1200张

11. 业务用房
1997年：2.18万平方米

2015年：10万平方米

二、"点、线、面"结合的差异化发展理论与实践

总结1997年至今,重庆九院以低成本支撑实现中等医院差异化高速发展的成功因素,不仅有前瞻性的战略思维、超越性的医院定位、创新性的起点选择、持久性的目标坚守,而且有能看准时机、及时出手、操作有方的务实开拓,关键还有用九院特有的方式开展的差异化理论研究,用理论指导实践,再从实践提炼上升为创新性的理论,形成了"点、线、面"相结合的工作模式。

点就是创新实践,即通过核心位点、关键因素研究,解决某个具体问题。

线就是形成理论,包括国内外已有理论和创新理论。通过对国内外已经形成的理论进行系统研究,找寻"点"上的盲区去创新理论。

面就是研究支撑,包括课题研究、论文撰写、专著出版、科研奖项申报、学术会议主办、学术报告、专题讲座、研究生培养等。

(一)案例1:由创建"医院成本控制研究室"走向参与制定国家卫计委卫生发展研究中心《全国公立医院成本管理办法》

就区管医院而言,一般被行政主管部门赋予针对辖区内居民,用适宜技术诊治常见病、多发病为主的功能和定位。而重庆九院差异化发展的最大特色,就是勇于超越一般定位,用最亮的创新点去铺就成长之路,实现为全国公立医院改革做贡献的抱负。

1. 背景分析

1997年重庆市直辖之始,在市立医院行列按轨迹运行多年的重庆九院,因市政府的决定而发生重大的历史转折,由资金支持较丰厚的重庆市管医院下放为经济相对欠发达、资金投入明显不足的区管医院。当时重庆九院的家底是:没有配套卫生间的简陋病房、设备价值不到1000万、年门诊量15万人次、年住院量8000人次、年业务收入4000万。生存的危机使九院人陷入了对前途的深思。摆脱严峻的"五缺"困境,稳住人心,保障医院基本运转,成为当时医院最迫切的任务。深思的结果是"改革",唯有走改革创新之路,才能看到发展的曙光。而成立于1993年的"医院改革办公室",自然被赋予了带领医院寻找改革方向、制订相应的改革措施的使命。至2005年,由于医院改革办公室对九院管理创新方面的引领作用已凸显成效,被更名为"医院管理研究室",成为医院管理理论研究、考核院内科室工作为主的半研究半职能部门。

2. 点、线、面简介

(1)"点"：医院成本控制研究室的诞生。

无论是"医院改革办公室"，还是后来的"医院管理研究室"，在10余年的发展中，都直接参与医院战略策划、战术研究、执行评估等工作，并在公立医院国有资产战略成本控制、疾病预防成本与治疗成本的对比研究、公立医院战术成本控制的新选择等特色工作方面，取得了令业内瞩目的研究成果；引领了重庆九院"十五"规划的成功实现，尤其是在医院资产重组理论、分配机制改革、健康教育模式等方面探索的成果，令国内业界瞩目。此时研究室的研究方向更加清晰地指向卫生经济领域的全面成本控制研究。经重庆市卫生局评审，全国唯一的以"医院成本控制研究室"（以下简称成控室）命名的研究机构，于2007年在重庆九院诞生。作为长江上游医学中心的重要组成部分，同时也是重庆市医学重点研究室的成控室，不仅负有学术研究职能，为使其学术研究更好地根植于医院实践，重庆九院还赋予其部分行政科室的职能。

从诞生之日起，成控室就以为全国公立医院改革做贡献为使命，以重庆九院为试验基地，进行了诸多具有超前意义的理论研究与实践创新，并形成了一系列在全国卫生经济领域具有独创价值的理论与认识体系。其部分研究成果为政府重大医改决策提供了重要的参考，如直接参与国家卫计委卫生发展研究中心组织的《全国公立医院成本管理办法》《全国公立医院成本核算指导手册》以及《医院价格和成本状况分析报告模板》的编写与设计；承担"重庆市公立医院补偿机制"重大课题研究；在中国西部第一个测算近2000个医疗服务项目的真实成本；对公立医院"新三甲"标准提出修改建议；2014年（全国唯一医院）中标国家社科基金项目"供需方视角下政府对公立医院投入的对比研究"；对新医改医疗服务项目价格调整的重大建议等，得到各级领导的高度重视与采纳。随着医院成本控制研究延伸到成本核算、成本分析、成本预算以及效果及应用，2015年在成控室基础上又诞生了中国第一个"重庆市医院成本管理研究中心"，研究的内涵及平台又上了一个更高的台阶。

(2)"线"：真实成本、11项刚性支出、三角形才具稳定性、"质量、安全、成本"一体化、双底线原则等一系列理论创新。

按照《重庆市人民政府办公厅关于印发2011年重庆市公立医院改革试点工作安排的通知》（渝办发〔2011〕173号）精神，重庆九院被确定为重庆市公立医院改革试点单位，成控室承担了"公立医院成本核算和补偿机制改革"的研究任务。在不断深化的研究中,成控室提出了至少三个方面的创新理论,为公立医院改革提供了有价值的参考。

①以真实成本为基础,合理制订医疗服务项目价格。在对公立医院医疗服务项目的成本核算研究中,成控室在中国西部首次运用作业成本法为主,对人力资源成本、手术项目成本、护理项目成本、医技科室项目成本、诊查费、护理费等近2000个医疗服务项目的成本进行了测算,发现73%的项目亏损,仅27%的项目医院有结余,总体盈不补亏。说明现行的医疗服务项目价格与真实成本严重背离,存在"虚有价格虚无成本"的重大缺陷。尤其是在归类测算中,发现几乎所有的手术费、诊查费和护理费亏损严重,而结余项目则集中在利用设备、仪器检查,相对规模化、自动化的检验、放射、超声项目上。由此可以看到,医护人员高技术、高风险、高强度的劳动付出,没有在医疗服务项目价格体系中得到体现。而弄清医疗服务项目的真实成本,不仅是建立科学的政府补偿机制,使公立医院的公益性质得以更好体现的前提,也是深化公立医院改革,制订更加符合我国经济发展水平的、多数患者可承受的、更能促进医务人员积极性的医疗服务价格体系以及其他配套的保障体系,理清真实成本,制订合理价格的基础。

②11项刚性支出。在对公立医院的运行成本核算中,为使一般管理简明扼要、管理者清楚医院运行成本构成,成控室创新性地把医院的运行成本归纳为11个项目进行核算,而这11个项目,都是医院运行必须支出的项目,被称为刚性成本支出。按照其给付的紧迫性,刚性成本支出又划分出"绝对刚性成本支出"和"相对刚性成本支出"。

绝对刚性成本支出是指无论医院有无结余都要给付的费用,共6项。一是离退休人员的工资、补贴费用(档案工资、补贴、原单位的一些福利费用);二是在岗人员的基本工资;三是在岗人员的五险一金费用,即按《劳动法》要求的,以维护员工工作基本保障所缴纳的相关费用;四是公益性任务埋单(理论上应政府购买,实际中多为医院自身承担),即参与重大公共卫生事件处理,重大灾难性事故的救治,开展健康教育健康促进工作,提供惠民、爱心、减免服务,承担医疗欠费,以及援外、援藏、对口支医、指导基层等的支出;五是贷款利息支出,即医院进行重大建设时,由于政府拨付的项目资金不足,需要向银行贷款而发生的贷款利息;六是基本运营成本费用,即医院运行中的水电气、通信和相关药品、耗材等成本费用。

相对刚性成本支出是指医院必须要支出的成本,但相对以上6项绝对刚性成本支出而言,可根据实际情况确定其支出的数额,可适当调整付款的时间,共5项。一是基本设施与基本设备的维修、维护、部分更迭费用;二是学科建设发展和技术人员的外引内培需要的费用;三是医院重大基本建设项目和大型设备购置的费用;四是员工福利性支出,加班、交通、伙食补助,节日、生日、生病、身故慰问等费用;五是在岗员工的绩效工资。

③ 三角形才具稳定性。根据三角形具有稳定性(等边三角形是最稳定的结构)的几何原理,成控室创新性地提出,单项改革若不联动,越深化改革越不可行,由此改革需联动,许多项改革起码需三项联动特点,除了大家熟悉的三医联动(医疗、医药、医保)外,另举其中一例,如:在医疗卫生服务体系中,形成患者、医院、医务人员这三者科学合理、可持续发展的稳定关系,应该是公立医院改革的目标之一。

患者民众是三角形的顶点;是我国建立整个医疗卫生服务体系服务的对象,是医院及医务人员服务的目标。民众及患者的需要首先是能看得起病,不能因病致贫(看病贵),这需要解决患者就医的自付比例较高、药品和耗材价格虚高、过诊过治问题。其次民众及患者能较为方便地看病(看病难),这需要解决医疗卫生资源的规划布局、人力资源建设、信息系统建设、各级医院的功能、流程、转诊机制等问题。再者,民众及患者希望能看得好病,还需要解决医务人员的教育培养、医务人员价值观建设,医疗卫生技术与质量的提升与发展,医疗卫生的新技术、新产品能否为广大患者平等地服务等问题。最后群众更希望少生病(健教健促),这需要建立有效的公共卫生防疫体系,进行健康教育,促进民众养成科学健康的生活习惯,等等。

各级医疗机构作为三角形的一角,是医疗服务体系的基础组织机构,是管理组织医务人员为民众患者进行医疗卫生服务的平台。医院的建设需要尊重历史,面向未来,使各地区的民众能够相对公平地享受到应有的医疗资源服务。这就需要按照各地区发展规划,以某个标准(如每千人口床位数、每千人口医务人员数)规划进行医疗资源的布局设置。结合历史已经形成的医疗资源布局现实情况,按照发展规划要求,进行建设和完善。其次完善各级医疗机构基础设施设备,需要按照一个相对的标准,逐步实施较为公平的医疗资源配置,使得各地区的民众较为公平地享受到医疗资源服务,也使各医疗单位不至于出现过大的差距。医院作为医疗卫生服务的组织实施具体单位,其主要的职责之一就是要不断地提高医疗技术水平。过去条件较好的医院已经领先一步,要继续鼓励支持,医院已有的重点学科等应继续按照国家的有关重点学科、专业进行扶持,以促进医疗科学的发展。没有这样的重点学科的单位,一是鼓励创新,二是鼓励应用,从而达到医疗技术不断提高的目的,医院还应不断促进医疗质量改善和医疗安全。最后医院要有组织和管理医务人员高效开展医疗卫生服务的能力,这个能力包括:有留得住人、吸引人的基础条件,有相应的管理措施能够充分调动医务人员的工作积极性,等等。目前应注意的是,市管与区县管的医院其资金拨付差距是很大的,并同工作质量与效率无量化关系,使区县医院发展更难。在哪一层面实现健康公平并由转移支付来支撑是一个值得深思的问题。

三角形的另一个角则是医务人员,医务人员是医疗服务体系的具体执行人,是人就有基本需求和追求。首先医务人员应忠诚于医疗卫生事业,需要建立起正确的职业价值观、职业道德观。树立良好的医德医风,能够以一个白衣天使的形象,履行医务人员的责任和义务。其次医务人员要更好地服务于社会民众,需要建立有效的培养提高机制,使得医务人员不断地学习进步,提高诊治水平。再者还需要建立科学合理的医疗服务价值体系、有效的绩效考核体系,使得医务人员的价值有所体现,使医务人员因获得成就感而不断追求进步,使个人价值实现与行使医务工作者的使命同步。

目前成控室承担的重庆市公立医院补偿机制改革课题设计的三点联动,一点是公立医院分类分步补偿;二点是管控公立医院逐利;三点是政府、医院、病人三者的诉求平衡。

④"质量、安全、成本"一体化。2013年,重庆市卫生局组织的市内外专家,按照《三级综合医院评审标准(2011年版)》(新"三甲"标准)对重庆九院展开了三甲复审工作。在全面认真解读标准,尽医院最大能力按要求落实有关质量、安全的硬标准之时,院领导、科主任甚至员工都普遍意识到:医院大到大型设备配置(MRI)、护理人员配备、部分科室(消毒供应中心)业务用房面积要求、流程(检验科)规范、床位使用率(85%~93%);小到促进手卫生、防止院内感染的消毒液,洗手间手纸的配备,等等,如按照新三甲标准不折不扣地落实,则严重缺乏相应的成本支撑。为了通过当年6月的三甲复审,重庆九院不仅直接投入了近1700万元用于保障医疗质量、安全的硬软件设施、设备的达标,环境、流程改造,还从5月开始按"新三甲"标准要求的85%~93%的床位使用率收治住院病人。2013年6月最终结果是三甲复审顺利通过,但医院经营出现半年之久的持续负增长(上半年为-17%),全年经营收入增长仅4%,远远没有达到年初既定目标。为稳定员工情绪、鼓励干劲,医院不得不靠向银行贷款来保证基本运行。

在全面总结三甲复审的作用和意义时,成控室分析了新三甲标准和老三甲标准的区别,肯定了其科学、客观、发展的特性,对其硬软件、评审主体的变化、质量与安全的持续改进的要求,提出了新三甲实现的"三个"主要创新。一是创新了评审理念。强调评审是一个动态与循证的过程,以患者为中心,采用PDCA循环管理的思想,关注医院管理的系统持续改进,考核医院的整体服务水平。二是创新了评审内容。强调公立医院的公益性,以医疗质量为安全主线,充分体现患者权益。三是创新了评审方法。引入国际标准JCI的追踪评价法,作为剖析系统内安全风险和流程内质量隐患的工具,追踪评价法能最大限度地避免医院弄虚作假。同时,站在卫生经济研究角度,成控室还重点回顾分析了历年来上级的各种纲领性文件(包括新三甲标准),无一例外都是强调促进医院公益性,不断提高医院的服务能力、医疗质量、保障患者安全等。而对做好这些工作所必需的大量成本来源这个关系到医院生存发展的重大问题则几乎没有提及。如未提及新医改政府如何落实"六项埋单",临床路径和单病种费用未与公益补偿关联,对人员数量有要求而不回答员工支出来源,保质量与安全的目标与成本相关脱节,等等。

在深化改革,坚持公益性,破除逐利机制已上升为公立医院改革的目标时,作为实现公益性的上层建筑,必须要有底层支撑的经济基础。这是一个原始的命题:究竟是上层建筑决定经济基础,还是经济基础决定上层建筑。针对这些困惑成控室提出,应改变医疗行业目前存在的"两张皮"现象,即以医政部门为主的质量、安全管控一个体系("一张皮"),以财务部门为主的成本管理控制一个体系("一张皮")。主管质量安全的部门不考虑成本问题,主管成本控制的部门对质量、安全不负责任。这就容易导致强化任何一个部门的职责都不可行,如单方面为了质量、安全加大投入,其成本消耗多数医院不可持续,而一味节省成本,对质量、安全投入过少,则容易使患者甚至医护人员的安全没有保障,发生质量安全事故。因此如何将质量安全与实现它的成本消耗关联起来,探索其合理、科学的结合点,使"两张皮"合为"一张皮",实现质量—安全—成本消耗一体化,不仅成为重庆九院在管理理念上的创新,更推动重庆九院建立形成了一套独具特色的质量—安全—成本消耗一体化考核体系。目前该体系已成为重庆九院低成本支撑差异化发展战略的重要内动力。

⑤ 双底线原则。质量—安全—成本消耗一体化的理论研究与管理实践的实质,就是要坚持双底线原则。在强调医院质量安全投入的同时不能触及成本可支撑的底线,否则将造成医院基本运行难以为继的严重后果。反之,在讲究医院成本控制与节俭理念的同时,不能超越质量安全的底线,否则将偏离公立医院的办院方向,损害医院的运行根基,最后形成没有安全感的医院。

（3）"面"：参与《全国公立医院成本管理办法》制定、承担2015年重庆市医改课题任务

①中标2014年国家社会科学基金项目。2014年6月，重庆九院申报的2014年国家社科基金年度项目"供需方视角下政府对公立医院投入的对比研究"，经过层层严格评审，在近3万份申报项目中脱颖而出获准立项。该项目是一项同国家自然科学基金同级别的项目，而重庆九院是该年度全国唯一中标的医院。此项目现正以目前全国卫生无明确量化的投入总量要求，投入供方、投入需方应有一个在量化总量中的合适比例，直接给供方投入比通过需方到供方，从成本角度看更节俭等三方面为切入点进行深入研究，预计将在2016年6月结题。届时重庆九院将借此重大课题研究为深化医改、探索破除公立医院逐利机制，建立更加科学的公立医院补偿机制，提供重要的决策参考。

②参与《全国公立医院成本管理办法》制定。2014年9月，国家卫计委卫生发展研究中心赴渝展开调研工作，因重庆市卫生经济学会的秘书处（学术部）设在重庆九院成控室，而该研究室的学术影响在中国西部具有代表性，重庆市卫计委推荐在重庆九院召开调研现场会。调研组经过实地走访交流，尤其是听取了成控室"全面成本管理在公立医院公益性、创新性的实践与思考"的主题汇报后，当即邀请医院派员到北京，与其他省市专家共同参与制定《全国公立医院成本管理办法》（以下简称《办法》）。2014年10月至2015年8月，成控室不仅派工作人员常驻国家卫计委卫生发展研究中心参与《办法》起草的基础性工作，其主研团队专家还多次应邀赴京参与《办法》起草工作讨论。经过包括九院在内的全国多位卫生经济学领域专家集体攻关，中国首部医院成本管理方面的系列行业规范之一《县级公立医院成本核算操作办法》正式颁布。一个以成控室诞生为起点，用差异化思维贯穿的理论与实践创新路线，将重庆九院的特色影响力推向了参与制定全行业《办法》的高度和广度，其意义在于重庆九院的差异化发展成果为全国医改深化做出了最直接的贡献。

③承担2015年重庆市医改课题任务。2015年5月，重庆市卫计委致函重庆九院，委托张培林院长为项目负责人，承担"重庆市公立医院投入补偿政策"专题调研，完成时间限定为5个月。作为探索全市公立医院改革难点问题的基础性研究，该课题的研究水平会直接影响供政府决策参考的价值。医院随即组建了由成控室牵头，财务、医保、质管部门组成的课题研究小组，拟定了兼备广度、角度、深度的课题研究方案：第一步筛选出具有代表性的省市，将重庆市公立医院投入补偿政策分析研究和与京津沪直辖市、云贵川进行比较；第二步开展重庆市医改试

点医院情况分析;第三步多角度调研市区县相关部委对公立医院改革投入补偿政策的看法、意见,做出综合分析;第四步收集有关文件、资料、数据,综合分析,对重庆市公立医院补偿政策提出可行性建议。随后,课题组全力以赴,按期推进调研进程,调研重点为政府对公立医院财政投入、药事服务费补偿以及"六项埋单"等实施情况。课题组在试图回答调研是什么、为什么和怎么办的基础上,创新性地提出了三角形稳定性的观点,即政府应对公立医院分步分类补偿,同时逐步加强管控公立医院逐利机制建设,力求在医院和患者之间寻求平衡,以达到三方面的逐步平衡。因目前补偿到位率低,课题组建议政府在有限的财力支撑下,对公立医院实施分类分步补偿:第一步,保证离退休人员费用与政策性亏损按时足额到位;第二步,保证药差取消后的补偿尽快到位;第三步,保证"六项埋单"中的其他支出逐步补偿到位。

3. 效果评估

由建立"医院成本控制研究室"走向参与制定国家卫计委《全国公立医院成本管理办法》,是重庆九院结合医院的实际,以成本管理为切入点,不懈地进行医院管理理论研究与实践创新的结果。这一"点、线、面"的差异化实践从医院成本控制研究室的创立开始,到一系列创新成果受到国内业界瞩目,再到承担影响面涉及重庆市乃至全国的行业办法制定、政府医改决策的参考性课题研究,将重庆九院由一所名不见经传的西部区管医院推向超越常规定位,成为在全国医院成本管理领域学术领先的品牌医院。成立多年来,医院成本控制研究室的研究范围在实践中得到不断的拓展,并早已超越了单纯医院成本控制的范畴。目前研究室已经再上台阶,成为国内首个"医院成本管理研究中心"。

(作者:阳光　路晓钦)

(二)案例2:BSC洋为中用

医院的战略规划无论何等高瞻远瞩、精密周详,都需要付诸具体的实施与执行。但如何让医院远期战略目标、愿景以更简明的方式在短期的战术及行动中得到更好的表达,以利于帮助医院中层对战略理解到位、普通员工对战术执行到位?尤其是医院在常规目标管理要求下,质量安全与成本消耗是两条具有各自要求的平行线,似乎还未寻找到更好的办法来将这两条平行线交叉关联并研究其规律,而BSC的诞生可被认为有了一种管理工具,使医院管理质量安全目标与成本消耗控制目标,不断向医院战略目标靠近。

1. 背景分析

2000年至2004年前后,随着市场经济不断演进,政府对卫生投入占总的卫生费用支出的比例逐步下降。公立医院更多地依靠自收自支的创收模式来维持运行,以弥补政府投入的不足。那么,如何在医院内部解决医疗与预防、临床与行政、医疗行为与成本可支撑、近期目标与远期发展等状况的平衡管理?如何与政府目标、患者需求、员工待遇、当地经济状况相结合,克服医疗体制改革中的机制矛盾,兼顾平衡实现公益性社会责任、医院科学发展进步和员工的物质和精神文化需求的战略愿景?如何将卫生主管部门的"等级医院评审""医院评价指南"等目标要求与医院在成本可支撑下有所作为结合一致……寻求科学有效的管理理论,建立适应医院实际的管理系统工具势在必行。

2."点线面"简介

(1)"点":以BSC为工具的规范化科室建设

2003年,重庆九院成功创建三甲医院。虽然拥有了"三甲"的品牌,但医院多数工作仍处于"二甲"的水平。为尽快改变这种"有面子缺里子"的状况,医院在差异化发展战略的框架下制定了"十一五"规划,提出要实现"四个均衡"的五年目标:即科与科之间、人与人之间达到均衡的三甲水平;医院的医疗水平和费用控制提供均衡的性价比;医疗技术、诊疗服务、医院文化、医院品牌均衡发展;员工的人生价值体现与医院的可持续发展均衡同步。在寻找一种适合医院的管理理论和工具时考虑到:既然公立医院的运行方式类似于企业经营,那么学习借鉴国内外优秀企业的管理理念、管理工具,并加以改进,将其移植于医院管理的实践也许会有所裨益。此后,在深入研究了诸如ISO9000族系列、学习型组织、价值链管理等多种管理工具或理论后,重庆九院发现这些著名的管理工具对医院管理来讲,虽然具有某些方面的实用意义,但仍不能解决医院如何在成本可支撑运行下实现战略执行、兼顾统筹、平衡互助等关键性问题。于是,1992年诞生于美国,曾被全球管理、经济、商业学术届最负盛名的《哈佛商业评论》誉为"75年来最有影响力的战略管理工具"的平衡计分卡(BSC)进入重庆九院领导者的视野。BSC将企业依据不同阶段及其内外环境的实际情况所制定的战略愿景及目标,按照财务、客户、内部流程和学习与成长四个维度进行分解,以财务维度为核心内容,在四个维度建立相关的指标评价体系,根据目标达成的具体需要进行相应的权重赋值,对相应资源按照要求进行配置,从而形成一套完整的、可动态调整的战略目标执行计划及其业绩评价系统。简言之,BSC拥有的四维度平衡兼顾、动态管理、量化考核和信息化管理特点,恰好与医院必须兼顾各种管理需求相契合(具体内容详见本系列丛书第一册)。于是2004年,重庆九院先期选择了临床科室为切入点,开展名为"规范化科室"创建的活动,首次用"洋工具"BSC的四维度框架来设定医院对科室的考核指标。以当期医院的整体目标来分解各科室的考核任务,以任务的重要、难易程度来调整权重分配。通过周期性的考核并直接与绩效挂钩,"规范化科室"的创建迅速提升了科室建设的动力,科室之间呈现出"比、学、赶、超"的局面,医院走上了创三甲品牌后再次快速发展的快车道。经过10余年不断深化,BSC的理论与实践在重庆九院得到高度融合与升华,BSC的应用由初期仅用于临床科室绩效考核,到后来扩展到对所有的医技、行政职能科室的管理,再延伸到社区卫生服务、健康教育与健康促进、医疗保险评价、医院设备利用评价等医院管理的多个方面。BSC不仅成为重庆九院的管理工具,更成为医院特有的价值体系。至今,已上升为医院差异化战略绩效管理系统的BSC,仍是九院精细化管理最鲜明的特色。

(2)"线":中国公立医院平衡计分卡战略绩效管理系统(以下简称"系统")四个创新、四个提升。

①四个创新

构建了公立医院新型的战略规划和具体执行的绩效系统。将宏观的医院战略愿景与规划,具体表达为平衡计分卡所具有的关键性指标及其支撑性体系,从而实现了抽象战略与目标执行可量化的绩效管理系统。

创造了国外管理工具与中国公立医院管理相结合的新型管理工具。平衡计分卡来源于国外企业管理,为发达国家发展较好的企业所应用,后又应用于医疗卫生管理。各国医疗卫生事业的体制、机制不尽相同,相应医院的管理目的要求也不同。运用平衡计分卡理论的特点,重庆九院以自身管理为模式,系统地研究、探索了中国公立医院的环境背景及其运行机制,尤其是与政府目标、患者需求和当地的经济具体状况相结合而创建,创造性地实现了平衡计分卡管理工具在中国公立医院的科学应用,形成了新型的管理模式。

建立实现了中国国情下公立医院兼顾平衡的精细化管理模式。一是在政府财政投入不足、医疗服务技术服务项目亏损、药品补偿机制渐弱的情况下,医院经营管理需求设置多维度指标管理体系,一定程度上让医院克服了改革中的机制矛盾,实现了公益性社会责任、医院发展进步和员工物质精神文化需求三兼顾管理,保障了医疗服务质量;二是质量安全与成本消耗一体化,有所权重地选择目标的定量化,以及推动信息化系统实现精细化管理;三是软件系统的实施,降低了管理成本,实现95%以上的会计、成本凭证系统自动生成,大大降低了医院的人力成本,通过在系统中网上填制领用计划单、网上审批、下发、自动出库等流程,实现无纸化办公,大大提高了办公效率、降低了消耗。同时通过医院实践,在材料成本方面降低了20%,库存积压成本降低了30%,固定资产使用效益提高了15%,综合管理成本降低了10%,工作效率提高了30%以上,使医院综合经济效益得到明显提升。

提供了新医改趋势下的公立医院创新管理的一种新方法。新医改正在进行中,在目前尚没有成熟的、标准的、科学的医院管理、绩效管理考核的模式下,如何将"多劳多得"转为"优劳优得"？面对这些问题,平衡计分卡战略绩效管理系统改变了过去单纯以财务经济指标为考核管理的标准,转而以多维度兼顾平衡管理进行评价,符合随着新医改进行所需要的"优劳优酬"绩效管理改革趋势。

②四个提升

提升了公立医院医疗行为与成本可支撑之间的量化管理水平。"系统"多维度、逻辑关联、互动支撑并量化、分析评价管理一体化的指标体系,能较好地揭示复杂医疗行为状况,较为清楚地反映其成本可支撑运行状况,可让管理者掌握经营状态信息并找到解决问题的办法和措施。同时也使得临床医技科室管理人员有更多精力投入到提高、改善医疗技术服务及学科建设发展工作中去,有利于平衡近期发展与远期后劲的关系。

提升了多目标管理的科学性,避免综合目标考核指标不成体系地无限增加。中国国情下的公立医院管理需要综合的、多目标的管理,"系统"一体化指标体系,揭示了指标间的逻辑关联、互动支撑关系,通过量化,并在信息系统的支持下予以动态化的表达,有助于改善综合目标考核时,过多使用指标而不构成相互关联,导致考核不精准、管理成本过于单向偏重财务和效率不高等状况。

提升了平衡医院学科管理的可操作水平。医院的学科建设发展管理涉及成本、技术、人才的综合平衡;涉及医院战略定位及其评价;也涉及医疗与预防、临床与行政、近期绩效与远期后劲发展等管理因素。"系统"的平衡管理理念及其相应的系统指标一体化表达,为中国公立医院的学科建设发展管理提供了可操作性依据。

提升了公立医院量化管理的可控水平。现有的医院管理指导文件、管理工具,有着这样或者那样的缺陷,不足以、不易于解决中国国情下公立医院存在的复杂矛盾,容易用一种倾向掩盖另一种倾向,如强调质量安全就忽略成本支撑,强调成本支撑又牺牲质量安全。"系统"多维度、逻辑关联、互动支撑并量化、分析评价一体化的管理体系,一定程度上弥补了这些不足,是对现有的医院管理指导文件在操作方面进行的有益补充,提升了公立医院兼顾公益性责任、患者需求、医院及员工"市场性创利",维系生存与发展量化管理的可控水平。

（3）"面"：学术研究与推广

①相关课题研究。"中国公立医院平衡计分卡战略绩效管理系统"荣获卫生部、中国医院协会2010年首届评选的中国医院管理科技创新三等奖。完成卫生部、中国卫生经济学会2005年第六批招标课题"医院经济管理与成本费用控制研究"，荣获课题研究成果三等奖。其他课题有：重庆市卫生局"平衡计分卡在新型农村合作医疗绩效管理中的应用""应用平衡计分卡对社区卫生服务的成本费用控制研究"。北碚区科委课题："平衡计分卡在定点医疗机构参合病人费用控制中的应用""平衡计分卡在医疗设备全成本核算管理中的应用"等。

②培养研究生。先后培养了平衡计分卡与医院管理方向硕士研究生6名。

③发表系列论文。先后发表相关研究论文25篇。

④开展学术交流。应邀在全国有关医院卫生经济管理内容的学术会上做大会交流、专题讲座30余次。

⑤主办全国会议。2007年10月，在由《中国医院》杂志社主办，重庆九院承办召开的"全国医院绩效管理与成本控制研讨会"上，九院做了《平衡计分卡在医院管理中的理论与实践研究》专题报告。2009年10月，重庆九院承办国家级继续培训项目"平衡计分卡在医院管理中的理论与实践"研讨培训会，来自全国各地70多家医院的院长，以及财务科、人事科、医院经济管理办公室的负责人100多人，参加了这次培训研讨会。

⑥开发管理软件。随着平衡计分卡管理运用的理论与实践的发展，在全国的多次学术会上，在与来访的200多家医院交流中，结合众多兄弟医院对医院BSC管理的巨大需求，2008年，重庆九院以平衡计分卡管理系统理论和实践模式为基础，和重庆市金算盘软件有限公司开展战略合作，在成功研发财务成本一体化软件基础上，进一步研究开发了适合于中国公立医院全成本核算管理、医院平衡计分卡战略绩效管理系统软件。集战略管理执行、财务管理、成本管理、绩效管理和人力资源管理为一体的系统管理软件，在信息网络的支持下，形成一个无缝集成的医院信息系统管理平台。使得平衡计分卡战略绩效管理系统软件化、信息化，更好地支撑实现医院平衡计分卡管理。目前该管理软件已向数百家医院推广应用，创造经济价值近3亿元。

⑦出版学术专著。2014年4月，积累了重庆九院近10年在卫生经济领域的研究成果，以中国公立医院平衡计分卡战略绩效管理系统为主要内容的专著《平衡计分卡在医院管理中的理论与实践》正式出版，立即赢得业内专家、有关部门领导的好评。

3. 效果评估

自2004年重庆九院在中国公立医院率先将平衡计分卡应用于医院经营管理以来,随着不断深入的理论与实践相结合的研究、调整,现已形成一个较为完整的管理体系。在该体系的管理下,重庆九院获得了较好发展,主要体现为医疗收入、住院人次数、新技术开展、教学科研开展、人才结构改善、技术质量等均有较好表现,主要业务指标位居重庆市主城区市立三甲医院前茅,而人均住院费用在重庆市主城区三甲医院最低(详细数据见本书图1)。

医院先后荣获全国五一劳动奖状、全国百姓放心示范医院、全国卫生系统先进集体、首届医院科技创新奖、全国医院改革创新奖、全国工人先锋号等全国性集体荣誉26项,院长张培林荣获全国先进工作者、全国五一劳动奖章、全国百佳优秀院长、中国卫生经济学会优秀工作者等多项全国性个人荣誉。

(作者:张霞　王樟)

(三)案例3:资产重组1+1＞2,"五合"理论到参与国家科委"中国医院产权制度改革"重大课题

1997年的重庆九院,不仅有"五缺",并且规模小、辐射小、影响小。靠自身埋头苦干,也许再奋斗若干年医院的面貌也不会有太大变化。借力发展,借谁的力? 路在何方?

1. 背景分析

1992年邓小平南方谈话后,党的十四大确定了建立社会主义市场经济体制的改革目标,企业率先开始了适应市场经济激烈竞争的集约化、集团化改革。随后各行各业都在探索适应社会主义市场经济环境的发展方式。置身于改革浪潮中的重庆九院,自然想到了运用企业产权改革模式,探索一种类似企业的"产权明晰、权责明确、政院分开、管理科学"的现代化医院制度。通过从国有到国有的整体产权转移的产权改革,以较低成本实现国有医疗资源优化重组,提速医院发展,更新面貌,为进一步打造品牌积淀基础。

2."点线面"简介

(1)"点":与两个一级医院合并,实施医疗资源优化重组

①与北碚区第一人民医院合并(两所事业医院合并)

1997年4月,重庆九院由市立医院下放为区级医院,为避免和同是区级、位于交通要道的北碚区第一人民医院(区一院)发生同质竞争,也为国内正在起步中的完善区域卫生规划,卫生系统资源重组、优势互补,增强整体竞争活力进行有益的

尝试,重庆九院领导和区一院领导于1998年5月到6月多次进行互访,共同探讨两院改革发展的出路,很快两院合并优势互补成为双方的共识。通过可行性论证,1998年9月在当地区委、区政府的主持下,本着"优势互补、相互自愿、共谋发展"的原则,有71年建院历史的重庆九院与成立20年的北碚区一院合并。合并后重庆新九院的人员资产、床位数量、整体布局、科室设置得到扩充,已基本具备一所三级医院的雏形。

②与破产企业的职工医院合并(企业医院与事业医院合并)

在医院资产重组取得经验的基础上,2003年底,重庆九院所在的北碚区一家原隶属于兵器工业部的企业宣告破产。根据国务院关于军工企业改革脱困方案,以及重庆市政府关于破产企业所办医院及设施带职工成建制移交当地政府管理的文件精神,该企业职工医院将移交北碚区政府。重庆九院在得知信息后,立即开始了第二次合并意向的论证,最终结论是:合并有利于为政府分忧,促进北碚区经济发展,减少企业负担和改制的不稳定因素,对国有资产保值增值有利;符合区域规划,可以利用重庆九院"三甲"的资源和品牌为北碚新城区的群众提供更好的服务;有利于医院医疗资源合理分布,是医院发展的又一次难得机遇。根据论证结果,重庆九院立即着手与该企业破产清算组展开谈判。经过多方争取,克服重重障碍,终于赢得上级领导和部门的理解和支持,特别是尊重了该职工医院员工的意愿。2004年4月,两院正式合并。

(2)"线":"五合"理论、1+1>2

①"五合"理论。1998—2004年,重庆九院分别与当地一所区医院和一所企业医院合并之时,也是我国医疗卫生体制改革实践中,医院产权改革由摸索尝试到形成清晰脉络的时期。在新九院取得资产增长、人员增长、规模增长的同时,重庆九院的领导班子也注意到,国内很多资产重组合并的医院,并非一重组就优化,一合并就壮大,甚至出现1+1<2或很快又分离的案例。其原因是原有两所医院的历史背景、文化积淀、隶属关系、医院等级、目标任务、管理方式等诸多方面存在差异,易导致员工自然形成不同的小团体,由于干部、员工在思想认识、心理状态、工作任务上都需要较长时间的调整和适应,一旦适应不良,就会出现一些不和谐的声音,如不及时干预,将会影响医院发展的进程。充分认识到这些潜在的隐患后,重庆九院领导班子开始探索合并后的新九院如何进行战略调整,如何优化资源配置、科室布局和人员安排。为此,医院循序渐进、分步推进了对一个本部、三个分院的功能统筹、人员统筹、技术统筹,做到人、财、物等要素你中有我、我中有你的融合。在对医院资产优化重组的实践进行经验总结的过程中,重庆九院首次提出

合人、合财、合物、合功能、合心"五合"理论,此理念一举受到全国业界学者和行业领导的关注和肯定。"五合"理论也因此成为清华大学教材《医院商学院》的经典案例。

② 1+1>2。实施资源重组、三院合并,不仅顺应改革潮流,避免区级医院间的恶性竞争,同时也是形成医院合力、扩大发展空间、增强竞争实力的需要。实施合并对重庆新九院来说,也不单单只是希求1+1=2的效果,如何通过合并,做到资源优化、布局优化、结构优化,从而发挥出1+1>2的效应,成为重庆九院追求的目标。为此,九院先后开展了多方面的提效工作。首先,短时间内建立了一个顾全大局、优势互补的领导班子。大家都从新九院的整体利益出发,不计个人得失、团结协作,共同研究、筹划、实施优势互补的方案,班子的融合为整个新九院的合并融合起到重要的示范作用。其次,在双方制定合并原则的基础上,进行利益重新分配,即牺牲局部、个人利益,服从全局、大局利益,人员调整采取"老的不动、中年少动、年轻的全动"的策略,尽量避免或减少因变动产生的摩擦。此外,医院还制定了可持续的中长期发展规划,将近期利益和中长期利益相结合,减少矛盾的短期集中。第三,医院合并后,国有资产不仅得到保值,通过人、财、物的重新调整,以及医院在房产、设备的功能用途、医疗网点的布局调整,医疗资源配置还达到了效益优化。

(3)"面":主持全国会议,课题研究,出版专著

①主办两次全国医院产权制度改革大会。1999年10月,重庆九院承办全国首届全国医院产权制度改革学术研讨会,此次会议受到各级领导和有关部门的高度重视,时任卫生部政策法规司司长、卫生部政策与管理研究专家委员会秘书长蔡仁华和中国医院产权制度课题研究负责人、著名卫生经济学家杜乐勋教授出席会议做专题报告,中国医院产权制度改革课题负责人之一、《中国医院管理》杂志常务副总编辑郝秀兰主持会议。大会云集了当时全国、全军医疗卫生界多名权威的专家、学者和医院管理者共同就卫生改革中出现的更深层次的问题进行了充分的探讨,蔡仁华司长还到现场考察九院产权制度改革工作,给予高度评价。此次学术研讨会还成立了"医院产权制度改革研究协助组",九院院长张培林当选协作组总干事。2002年4月,第四届全国医院产权制度改革学术研讨会再次移师重庆九院召开。此次会议从观摩九院兼并重组三年的发展状况到医院产权制度改革理论,从改革的必要性和可行性探索,深入到医院产权理论,在理论指导实践的探讨上有了新的突破。研讨会既安排了学术交流、经验介绍,又参观了重庆九院的改革现场,九院成功进行的医疗资源优化重组,给与会领导和专家留下了深刻的印象。

②国家课题研究。从1999年至2001年，经过3年的积极探索，由重庆九院院长张培林出任"医院产权制度改革研究协助组"总干事并积极参与的国家软科学项目"国有医院产权制度改革研究"于2001年10月通过了国家科学技术部评审。国家卫生部副部长朱庆生还专门在课题报告书上做了批注。

③出版学术专著。标志着全国医院产权制度改革研究取得阶段性成果的学术专著《中国医院产权制度改革操作技巧》出版，该成果的部分内容被国家新医改方案采纳。

3. 效果评估

事实证明，在资产优化重组的过程中，重庆九院不但实现了低成本差异化发展（医院的总资产由1997年的不足3300万元，猛增到2005年的3亿元；设备由1997年的700余万元，增长到2005年的7000余万元；其他主要业务指标也快速增长），而且也为医院后续发展，为成为重庆北部地区规模最大、设备最齐、人才最多、技术最好、效益最佳的重庆北部区域医疗中心、国家三级甲等医院奠定了基础。重庆九院的两次合并，第一次是在市场经济大潮的冲击下医院面临激烈的生存竞争而采取的适应性探索。为保障改革成功，医院总结并遵循的"五合"理论，在全国医院产权制度改革的初期，成为重庆九院影响全国的最亮闪光点。第二次合并，则是重庆九院继续保持医院资产重组的实践与理论创新的成果，进一步探索资产重组效益最大化，为企业与事业单位之间全国医院产权制度改革做出了新贡献。

（作者：颜维华　苏琦）

（四）案例4：分配改革"模糊弹性发放"

管理学的知识告诉我们，管理的五要素有人、财、物、信息和时间，其中管理的核心是人。1995年，在国家由计划经济向具有中国特色的市场经济转型的重要时期，方方面面对员工的影响都是深刻的。既然打破"大锅饭"是历史的必然，那又该建立一种怎样的分配制度，既能充分调动全体员工的积极性，又能体现公正合理，使他们在医院发展的同一目标下，各尽其职、和谐稳定呢？

1. 背景分析

计划经济时代，公立医院平均分配的情况普遍存在，以重庆九院为例，80年代临床高、中、初级职称每月的奖金分别是9元、8元、7元，即仅与职称相关的奖金大锅饭。1990至1994年情况有所好转，医院开始实行奖金分科核算、结余分成的方法，虽然拉开了科室间的奖金额度，但科室内的每个人在奖金分配上是一致的，即奖金分配与每个人的当期贡献大小和历史贡献大小都没有关系。同一科室医生和护士一样、骨干和非骨干一致,行政职能科室是按系数,而同系数下员工工作好与不好分配都是一样的。因此激励效果依然不佳,员工的积极性不能调动,医院的发展便不可能实现。

2."点线面"简介

(1)"点":奖金模糊弹性发放的实践

1995年,重庆九院开始对奖金发放的两种(公开和模糊)方式进行对比分析。公开发放是指奖金发放的决策、数额、发放过程透明,每个员工的报酬情况是公开的,这一发放方式的优点是奖酬与绩效之间的关系公开,避免管理人员凭自己的主观好恶对奖金发放进行暗箱操作。缺点是在当时的时代背景和人们的心理准备的状况下,公开发放会造成员工的心理失衡,奖金高的员工会被嫉妒,奖金低的员工会产生自卑、不满,找领导说理,甚至产生过激行为。模糊发放是指奖金发放的决策、发放过程是公开透明的,但平级间员工彼此的报酬情况互不知晓。此种方式的优点是员工之间没有相互攀比,消除了心理上的不公平感,高奖金的员工不被嫉妒,低奖金的员工不被鄙视。缺点是员工对管理者易产生猜忌,而管理者也可能有不公平发放奖金的空间。两种奖金发放方式各有其利弊,单纯采用某一种模式都不能达到最理想的激励效果,因而重庆九院决定结合两者优势,根据工作性质、文化传统、管理风格、人员素质等实际制定符合九院院情的分配制度。从1995年开始,医院将公开与模糊发放方式辩证地结合起来,在全国公立医院中首次推出了新的绩效分配方式——"奖金模糊弹性发放"。所谓"模糊"就是奖金发放由医院纪委负责监督,同科室同级人员彼此的奖金额度不透明,打破旧体制在分配上求"均"的观念;所谓"弹性",就是根据管理逐级和责权利对等,按照业绩发放奖金,每人每月奖金无定数,上下有20%~40%的浮动,根据工作性质、工作量,不同时期各个科室的管理者根据员工工作状况而定。2001年,根据医院效益,在国有资产保值增值、战略发展留有资金保障的基础上,医院在个人奖金分配上也赋予了科主任更大的权力和灵活性,科主任的奖金由医院发放,医院出台了科室奖金二次分配的指导性文件,科主任根据按劳分配、多劳多得的原则发放给科室成员,员工个人奖金差距不再限制在40%以内,而是一个系统内部可达到3~5倍差距。科室可以提取5%的科主任基金,作为科室特殊奖励。

(2)"线":做好分配改革前的系列准备

①工作不仅是人生追求,还是谋生手段。对于经济基础、社会财富已经积累

到一定程度的社会、国家来说，其绝大多数公民不会再为温饱问题而奔走劳碌，工作对于他们而言可以不计较报酬的多少，甚至不领薪酬，重要的是能根据自己的喜好，追求人的最高层次需要——自我价值的实现，在工作中体验价值实现和成就感就是他们的最大的人生追求。1995年的那个时代，虽然医院员工不存在重大的衣食问题，也有少数人是为了人生价值而工作，但对于多数员工来讲，上班仍是他们唯一的谋生手段。涉及他们切身利益的分配制度改革，人为割裂了他们以往已经熟悉并认可多年的既得利益。如果改革后的奖金分配让他们的收入减少，生活水平降低，那么上至改革的倡导者、组织者、院领导，中到改革的执行者、科主任，下到改革的拥护者和其他同事，都会成为他们潜在的"攻击"对象。充分认识改革矛盾的复杂性、敏感性，改革任务的艰巨性、细致性，是重庆九院领导下决心推进医院分配制度改革前的共同认知。

②从分配平等到机会平等。彻底改变原有的分配原则、方式及整个流程制度，等同于一次深刻的变革。对医院管理者而言，不但要有推进改革创新的胆识和魄力，还必须要有化解矛盾和分歧的智慧。任何一项改革都必须观念先行，做通员工的思想工作，引导正确的价值导向是改革顺利实施的前提。重庆九院的做法是首先给干部、员工"洗脑"。由于长期以来平均主义的观念根深蒂固，通过改革调整涉及经济利益的奖金制度，采用弹性、模糊方式发放，不少员工担心这样做会损害他们的主人翁地位，担心发奖金的人存在主观好恶，奖惩不公、奖懒罚勤。针对这些担忧，重庆九院通过大会、小会向员工宣传：主人翁地位并不是体现在平均分配上，而是体现在医院给予员工施展能力的平等机会上，让个人能力、个人价值得到充分体现才是最大的公平、合理，而科学的分配激励机制恰好能够调动每个人的积极性，使主人翁地位得到充分体现。国内许多成功的外资企业、合资企业，几乎都采用奖金模糊发放方式，并且数额大小变化不定。为什么员工能接受、企业能发展，关键在于选好各级干部，有一套工作量化绩效考核、一套监控实施的机制。

③"二八"原则。19世纪意大利经济学家帕累托提出的"二八原则"，一直被认为是一项对提高人类效率影响深远的法则。它明确表达了社会的许多方面都存在着2∶8的不平衡现象。如世界上20%的人占有80%的财富；企业80%的业务来自20%的优质顾客；医院20%的骨干员工创造了80%的效益，等等。按照这一普世法则，既然80%的价值由临床医护人员、由骨干员工创造，那么激发临床医护人员和骨干员工的积极性就是医院分配改革必须坚持的原则，该原则同多劳多得、奖勤罚懒等激励原则目标一致。因此重庆九院的分配制度改革也采取了有利于

激励重点岗位、骨干员工工作积极性的"二八"原则,即奖金向临床一线倾斜,向20%的技术专家、优秀管理人员倾斜。同一系统内部奖金之间有3～5倍的差距,这样更有利于实现有限资金的高效分配,将好钢用在刀刃上,更好地激发骨干动力,创造更多的医院价值。

④模糊在平级中的好处。采用模糊的奖金发放方式,是借鉴西方国家普遍认同的一种观念:个人收入和婚姻状况、患病情况一样,都是个人隐私,应给予保护。询问他人的收入状况如何,被视为极不礼貌的行为。重庆九院引入这种观念并向员工宣传的意义就在于,同一科室的同级人员,其年龄、资历、职称有可能相近、相同,但工作能力、业绩和对科室的贡献可能会有很大差异。分配改革的主要目的就是奖勤罚懒、优劳优得,因此对于同级人员的不同工作质量必然要拉开激励的差距。同级间奖金额度不透明,彼此之间不知晓,也不相互打听,是避免由于知晓对方奖金数额的差异造成心理落差,并影响人与人之间的正常工作关系,平级间奖金知晓的"模糊"是使医院分配制度改革顺利推进,扫清员工思想障碍的关键措施。

(3)"面":原则和程序的产生民主透明

上述奖金发放的模糊、弹性,"二八"原则,在实际的运用中,充分显现了其一定的科学性,对医院内员工动力的增强起了重要作用。但争论或争议之处在于"模糊"的内涵,即制定医院薪酬决策、分配额度、发放过程、发放的总数额是否应公开,答案是肯定的。否则将有悖于落实医院的民主管理、执行"三重一大"、院务公开制度等各级主管部门的文件要求。因此,再科学的原则和模式都必须按照法规要求,结合医院实际,因地制宜。在具体的操作中,重庆九院结合实际,选择了奖金模糊弹性发放的方式,采取奖金分配原则和分配程序向全院公开,由职工代表大会审议通过,上级知晓下级的奖金额度,同级之间虽然数额模糊,但科主任奖金发放的情况受纪委的监督,对于员工反映的不合理情况,若调查属实,纪委将严肃按制度处理。

3. 效果评估

分配制度改革涉及员工的切身利益,是一个复杂、敏感、存在较多争议的话题。全国至今也没有一个适用于公立医院的权威的奖金分配制度。重庆九院探索实施的模糊弹性奖金分配改革,至今已走过20年的历程。员工也经历了从最初的怀疑,甚至个别员工直接找院长要求"均等"或"提刀弄斧",到多数员工切身感受到它的科学性,能体现自身的劳动价值,再到工作热情被激活、真心拥护的心理转变。员工对工作的态度从"要我干"转变为"我要干",从干多干少一个样,管理、业务水平高低一个样转变为按岗定酬,按业绩和贡献大小定酬。人的积极性被调动后,重庆九院的发展内动力也被激发,连续多年,医院的医教研等各项工作都能超目标完成。2000年重庆市卫生局在九院召开人事体制改革现场会。2002年卫生部人事司领导专程到九院调研工作,对"模糊奖金弹性发放"的奖金分配方式的改革探索给予了肯定。《中国医院》杂志曾为此在《高端访谈》专栏推介,认为"分配制度的改革是医院高速发展的关键动力之一",[①]并向全国介绍回顾重庆九院超前性地以分配改革为突破,带动此后成功实施的多项改革举措,使医院在国内区管医院中以改革敢于动真碰硬而独树一帜。不难发现,奖金模糊弹性发放的分配改革是推动重庆九院发展的关键动力之一,且在与时俱进地不断完善之中。

(作者:张培林　朱秀芳)

(五)案例5:健康教育,先树立非专业品牌

打造医院品牌,是一个需要长期努力的过程,符合核心价值观的要求,方向无误、找准切入点是工作起点的关键。处于计划经济向市场经济转轨时期的医院,其工作效果需要兼顾政府满意、群众满意、员工满意,才能达到提升医院影响力的目的。为了实现这一目标,重庆九院以超前的战略思维,开始了健康教育与健康促进的创新实践与理论探索。

1. 背景分析

20世纪90年代中期,重庆九院正处于对自身发展战略的探讨与思索阶段。医院与政府的关系(医院由计划经济向市场经济转轨)、医院与患者和员工的关系(患者满意度和员工向心力)等等,直接决定了医院工作的好坏。当时如何引导员工的价值取向,形成医院凝聚力,如何才能让政府满意、社会满意、群众满意,是医院思考最多的问题。靠自身财力购置大型医疗设备,引进技术人才、发展常规技术等来提升技术水平和服务能力,使政府、患者、群众都满意,在当时是不切实际的幻想。同时,重庆九院的管理者分析发现,健康教育既是政府导向和人道主义的体现,又是医院适应市场必须开展的工作。健康教育犹如医院与社会,医院与患者与员工之间的桥梁,能促进医患交流,缓解医患矛盾,也是引导员工形成共同价值观取向的一种良好的途径。虽然当时全国各省、自治区、直辖市成立了专门的健康教育机构,但由医院主导,投入较多精力去探索创新研究短期回报体现不

---

① 张培林,朱小玲.分配制度改革是推动医院发展的关键动力之一——重庆市第九人民医院奖金模糊弹性发放改革10年回顾[J].中国医院,2005(10):29-31.

明显的健康教育与健康促进工作,无疑需要以健康为中心的人本主义公益心、大智慧。重庆九院管理层则认为健康教育与健康促进事业大有可为,看中的正是其投入相对少的资源,却可收获更多的民心、信赖和口碑。

2."点线面"简介

(1)"点":开展九院特色的健康教育与健康促进工作

从1995年开始,重庆九院在当地区委、区政府组成的以分管副区长为组长的健康教育领导小组的领导下,与健康教育所合作,发挥医院在区辖范围的龙头和优势作用,逐步完善了健康教育组织机构和规章制度,制订了医院健康教育考核标准。每个临床科室和社区还配备了一名专职健教员负责病区及社区的健康教育工作,建立了专人落实、考核制度,在实行层级管理的同时,将其与科室管理和医疗质量控制体系结合起来进行综合考核,使之能够常年坚持并得以层层落实。他们通过电化健康教育、门诊候诊、接诊健康教育、住院健康教育、社会健康教育、健康教育处方、开展宣传、培训等形式,构建起健康教育的网络体系,同时还精心打造医院健康教育视觉长廊,营造视觉氛围,以健康教育架起医患之间的桥梁。为探索社区健康教育干预的新机制,实现传播健康教育广覆盖新形式,重庆九院与当地电视台合作录制了52集《健康之家》专题节目,社会反响良好。还建立了健康教育咨询台、健康教育电视播放点,孕妇学校开展电视教学、病房布设有线电视网。医院还专门制作了健康教育公益广告,在院、科、社区分别设置了健康教育宣传橱窗,并定期更新,定期评比。医院印制的健康教育处方近100种,每天发放的数量在300份以上。2001年重庆九院还与西南师范大学(现西南大学)联合成立了心理咨询中心,将心理咨询纳入健康教育内容中,对社会人群、大中小学生进行心理咨询,为医患之间心理交流和情感沟通起到了积极作用。尤其是对儿童孤独症早期诊断和干预,走在中国西部的前列。

(2)"线":健康教育的创新实践与研究

①形成重庆九院特色的健康教育模式。至2005年,经过10年的实践和理论总结,重庆九院逐步形成了贯彻一条主线,抓好两方面工作,坚持三个理念,突出四大特色的"一、二、三、四"的健康教育模式。"贯彻一条主线",即医院与当地健康教育所携手抓健康教育,发挥医院在当地的优势,发挥健康教育所的规范、指导、监督作用。"抓好两方面工作"是指抓好医院健康教育和全社会的健康教育。重点突出健康教育医院化、社区化、社会化,促进地方健康教育全面发展。"坚持三个理念",是指坚持有利于缓解医患信息不对称问题,有利于改善医院环境,有利于促进医院文化建设。在诊疗过程中,由于医患双方掌握医学知识的信息量不同,容

易导致矛盾、争议的产生。缓解矛盾、解决争议的有效方式是充分的信息交流和情感沟通,健康教育恰好满足了这种要求,使医患之间相处融洽,双方获得共同利益。由于抓健康教育工作,需要营造对患者健康有益的环境氛围,因而促进了医院人文环境的改造。充满人性化的健康教育还可不断深化其价值内涵,同时上升为医院文化的重要组成部分。"突出四大特色",即医院健教工作形成全框架的网络系统;医院健教工作向社区、学校、农村特殊领域等社会各层面渗入;医院健教工作在社区形成干预机制;健教工作与医院改革同步发展。

形成全框架的网络系统即医院健康教育逐渐形成的一条主线、三条路径、三级层次复合型网络体系和模式。"一条主线"是指:以院长为组长的健康教育领导小组及健康教育办公室、相关科室和医护人员等目标人群。"三条途径"是指:健康教育办公室—临床科室—医护人员—患者及家属;健康教育办公室—社区卫生服务站—社区居民及患者;健康教育办公室—大众传媒—广大人群。"三级层次"是指:领导小组—相关科室及服务点、站—目标单位及人群。医院健教工作向社区、学校、农村特殊领域等社会各层面渗入。随着重庆九院对健康教育工作的不断深化,医院发现解决医患之间的信息不对称是一方面,另一方面还需解决好普通人群与医生信息不对称的问题,因此该项工作还要向社区、学校、乡村、特殊领域等社会各层面渗入,在这种渗入背后,是民众不断增长的疾病预防知识和良好的生活习惯。

医院健教工作在社区形成干预机制,通过多年努力,重庆九院在辖区内建立了针对社区基层专兼职健康教育人员和老年人、青少年、妇女、残疾人等居民的一年不少于4次的培训机制,医护人员还深入大专院校、残疾人集中的聋哑学校等单位进行定期特殊教育,开展了社区居民健康情况基线调查,60岁老人健康教育建档建卡,设立甲亢、糖尿病、高血压患者康复俱乐部等健康项目,建立了社区居民慢性病管理机制,建立了节假日、卫生宣传日和重大疾病防治期间的街头、社区、单位的健康教育、咨询、义诊服务等机制,这些机制的建立,为推动地方健康教育进行了卓有成效的探索。健教工作与医院改革发展同步,在健康教育的探索中重庆九院不断更新超前思维和改革经验,进而促进了资产重组、人事、分配、医院文化等工作的同步发展,医院的经济效益和社会效益不断提高。

②健康教育对行为的指导与成本消耗关系。随着群众生活水平的提高,以及人口老龄化问题的日益突出,我国疾病谱发生了重大变化。心脑血管疾病、恶性肿瘤、糖尿病等慢性病已成为常见病、多发病,除一部分致死外,高致残率也给患者、家庭及社会带来了巨大的经济压力和精神负担。这些慢性病的病因多与不健

康的饮食、行为习惯、生活方式直接相关。重庆九院通过建立健康教育网络体系，有计划、有组织、有系统地开展健康教育与促进活动，引导群众树立健康意识，进而自觉地改变不健康的行为生活方式，养成健康的行为生活方式，有效降低或消除影响健康的危险因素。

　　世界卫生组织曾指出：1美元的早期健康投资可取得6美元的经济回报①。国家"九五"攻关课题研究表明，在健康教育和促进工作上投资1元钱，就可以节省8.5元的医疗费和100元抢救费②。由此可见健康教育与健康促进是一项小成本换大收益的工作。重庆九院为深化管理，探索与丰富健康教育与健康促进的理论体系，从总体战略上就将该项工作与成本投入一体化、绩效考核一体化进行同步设计，并创新地将平衡计分卡应用于健康管理的工作中，开展健康教育与健康促进的成本—效果分析。通过财务、流程、患者、成长四个维度互相推动、互相平衡，使健康教育的经费投入发挥了更大的作用，取得了良好的效果。

　　③健教也有临床路径。重庆九院在多年的实践中，除认真提炼总结适合自身健康教育的模式外，还因地制宜，不断吸收、引进其他先进理论和工作模式，以达到健康教育的工作效果最优化。在这一过程中他们注意到，北京、天津、成都等地一些大医院从1998年相继开展的临床路径（CP）研究和试点工作，在降低病人平均住院日、控制诊疗费用、规范诊疗行为和改善诊疗服务品质目标方面，具有其先进性和优越性。临床路径这种跨学科的、综合的深化整体医疗护理的新型工作模式，要求医护人员运用循证医学的方法，对特定病种的诊断和手术做出最恰当的有序性和时间性的诊疗计划。由于将常见的治疗、检查、护理等医疗活动置于更精细化和标准化的工作流程表中实施，在大大提高工作效率、医疗服务质量的同时，医疗费用能得到合理控制，医疗资源也能得到更合理使用，最终达到政府、医院、患者等多方满意共赢的目标。重庆九院管理者敏锐地联想到：健康教育的近期目标是通过积极的宣传、教育增进民众的健康知识，树立正确的健康观念，进而主动改进自己不健康的生活方式和行为习惯；而远期目标除了预防疾病、促进康复外，也包含提高患者对医疗的参与度，改善医疗质量，控制医疗资源与成本消耗的目标。既然临床路径和健康教育目标一致，那么它们的结合，就是前瞻性的工作与科学性的工作模式的结合。于是探索将健康教育融入临床路径实践中，成为重庆九院近10年健康教育的又一特色。

---

　　① WHO.The Ottawa Charter for Health Promotion[EB/QL].http://www.who.int/hpr/ Nph/ottawachater-hp.pdf.

　　②秦英，张楠.倡导健康管理，服务社会大众[J].中外健康文摘，2007(10):207-208.

（3）"面"：创新实践与特色推广

①学术研究与交流。发表健康教育专题论文40余篇。2004年3月，全国"健康教育家园"组委会专家组对重庆九院健康教育工作进行了认真检查，6月在北京人民大会堂召开的"健康家园·共建共享发展"大会上，医院党委书记冯文龙代表西部地区健康教育先进单位在大会上做了经验介绍（大会仅推荐了两个基层医院发言），重庆九院院长当选为全国健康教育协会（现为中国健康促进与教育协会）医院分会副主任委员。同年，在京津沪渝医院管理高级论坛上，重庆九院做了"健康教育促进医院文化建设"的交流报告。2007年在南京中国健教协会医院分会主办的"全国医院健康教育学术研讨会"上做了"健康教育效果与成本控制之间关系探索"专题讲座。2008年在上海举行的第三届京津沪渝卫生经济论坛上做了"健康教育效果与成本控制管理"讲座。2010年在北京举行的第一届中国医院健康促进与风险管理学术论坛上，澳大利亚专家谈到健康教育进社区的问题，张培林院长在随后的学术报告"三甲医院应该成为区域健康教育与促进的中坚力量"中，报告了九院健康教育进社区已走过了15年路程，为中国健康教育事业的发展积累了宝贵经验，增添了光彩。

②形成医院特色。2004年九院被卫生部、国家中医药管理局、健康教育家园组委会授予全国"健康促进示范医院"荣誉称号。2005年5月，全国医院健康教育年会暨学术研讨会在重庆九院召开，九院健教模式面向全国推广。原卫生部副部长、时任中国健康教育协会会长殷大奎及协会其他主要领导专程来渝出席大会。来自北京、上海、浙江、江苏、广州、深圳、重庆等全国各地著名医院的领导、专家，市、区健康教育所共300余人参加了会议。会上重庆九院院长就"医院健康教育在医院发展战略中的地位和作用"做了专题讲座，介绍了该院开展健康教育工作十年的成绩和经验总结。会后医院还邀请北京、江苏等地专家一起进行大型义诊活动，受到广大病员的欢迎。2010年重庆九院健康教育处方，在中国健康促进与教育协会医院分会举办的第二届"全国健康教育处方评比"活动中，荣获一等奖。重庆九院的健康教育特色在业内已形成品牌。

③社会效益显著。促进健康教育组织机构完善，网络建设覆盖率达到了较高的水平。重庆九院在与当地健康教育所的合作中，注重科学实施、重点突出，以点带面，充分发挥了医疗机构的知识、人才优势和健康教育所的行业、社会优势，将单一的健康教育宣传与大众传播和人际传播相结合，层层培训指导与广泛发动相结合，责任落实与督导检查相结合，重知识知晓和行为改变相结合，重主管部门与多部门、团体协作配合相结合的全方位促进，形成了政策导向、上级支持、多部门

参与、广泛发动、全民参与促健康的新局面,树立了医院的良好形象。

3. 效果评估

健康教育与健康促进的概念在20年前还未像今天这样受到足够的重视,很多地方仍停留在一般的保健科工作和卫生宣传的阶段,其特点是重宣传而轻不健康生活方式的矫正,防病治病的效果极其有限。重庆九院正是看准了群众对健康需求的日益增长,健康教育不仅体现医院公益性,而且促医患沟通,得民心、赢口碑。更重要的是国内探索健康教育和健康促进模式的医院很少,医院更容易在这一领域做出特色。而事实证明,重庆九院具有的前瞻性战略思维和多年健康教育与健康促进工作的实践与理论研究,使九院10年后成功树立了第一块全国性品牌——全国"健康促进示范医院"(当时重庆市唯一的健康教育示范单位)。先树立非专业品牌,推动医院专业工作进步和积累,条件成熟后再创专业品牌,已成为重庆九院差异化发展路径的重要一步。

(作者:朱小玲　张明昊)

(六)案例6:先创三甲品牌,再倒逼加快完善三甲内涵

医院实力不够,先不在"高精尖"技术发展上投过多精力、物力、财力,而是用差异化方法去争创"三甲"医院,不是好高骛远就是不务正业?改革的道路可以有千条万条,成功之路常常因无人走过而看似无路,勇于前行者在经历怀疑、质问、误解后或许能证明自己正在迎来曙光。

1. 背景分析

1997年,作为二甲医院的重庆九院,由市卫生局下放为区卫生局管理,医院从形式到内容都成为一所普普通通的区管医院。随着直辖市道路交通等基础建设水平的提升,重庆九院所处的地理位置的交通枢纽作用逐步消失,得益于得天独厚的区位优势的医疗辐射范围也大幅缩小。由于当地的经济欠发达,且事实上存在卫生投入不产生GDP的观念,当地政府对下放后的九院发展几乎未投入任何建设资金。医院决策层不得已开始了对医院出路的艰难思考:一是按部就班、随遇而安、得过且过;二是再次创业、另辟途径、主动发展。前者不求有功,但求平稳无过,后者则需要勇气、创新和开拓,而争创"三甲"医院不失为一种自强自立的大胆挑战。目的是通过提升医院平台,加快吸引人才,加快符合规划的医院全方位的建设。

2."点线面"简介

(1)"点":差异化创建"三甲"医院

创建三甲医院的目标既定,有"慢创建"和"快创建"两条路摆在重庆九院面

前。"慢创建"是常规路径,是医院硬件建设达到三甲要求,医院软件建设达到三甲要求,通过评审而成为三甲医院。简而言之,"慢创建"就是等条件成熟后"过三甲"而不是"创三甲"。"快创建"是差异化路径,是通过展示全院员工凝聚一致的信心和精神状态,以及医院的亮点和特色去争取评审,取得"三甲"品牌,之后再逐步完善"三甲"硬、软件建设,成为真正意义上的三甲医院。在做出选择之前,重庆九院对院情进行了认真评估。当时医院的优势是全院员工精神饱满、政令畅通,有共克时艰的韧劲,以及以资产重组为代表的全国改革亮点。劣势是病房、设备等硬件条件尚达不到三甲要求;人才队伍、学科建设、临床重点科室为代表的软件建设也难以短期内达到三甲要求。把握好机会将创建过程转变成促进医院快速发展的过程,若创建成功,则将成为差异化发展理论的有力支撑;若创建不成功,也将会因创建过程对医院发展多有促进而不悔。困境是硬软件严重不足,创建的过程会充满艰辛,成功则好,不成功则医院班子难以面对上级领导和下属员工。分析了以上利弊后,重庆九院最终选择了"快创建"。随后制订了差异化发展创建"三甲"路线图,采取了一系列关键性措施。

路线图。一是在医院领导班子统一思想的基础上,使员工树立信心、鼓舞士气。二是及时争取重庆市政府将医院规划为区域医疗中心,为创三甲医院搭建阶梯。三是向员工灌输差异化发展也是一种发展思路,常规发展是先有实力后有品牌,差异发展是以创新点、亮点先创品牌,再完善内涵,增强实力。四是以医院美好前景、合适的工作平台吸引,辅以适度的经济条件引进必要的人才,着手准备关键项目的开展。五是将创三甲达标必需的目标分值,分解到科,落实到人,使创建工作在规定时间内不断接近或达到目标。六是适时邀请评审专家进行现场指导。七是医院不断熟悉检查评审方式,找到迎检的关键和技巧。

关键措施。一是2001年,重庆九院成功争取到市政府给予医院"重庆市北部区域医疗中心"的规划定位。二是从2000年开始,重点为以内培为主、外引为辅的创三甲人才建设,主要针对"三甲"标准要求的一级学科、二级学科、重点学科的科室设置,做好对科主任的技能要求、职称要求的准备。三是积极争取各级领导的支持,成立工作机构:当地区政府成立了以区长为组长的创三甲工作领导小组;重庆市卫生局成立了以副局长牵头,近10名全市一流专家组成的顾问委员会;医院内部也分别成立了院方和科室的创三甲领导小组、工作小组,还专设创三甲办公室。四是召开创三甲誓师大会,邀请主要领导到场指导,感受医院干部员工的决心和斗志。五是经过三年基本准备、半年冲刺准备后,医院邀请评审专家来院指导工作,实地了解专家的评审方式。六是针对指导专家提出的不足,将自评后距离达标的差距分,进行讨论分解,要求有关科室在三个月内必须通过整改补足差距。七是再次邀请专家来院对最薄弱科室进行指导,同时通过模仿专家评审的方法展开多轮自查、整改。八是热情迎接专家评审、谦虚接受专家意见。历经三年基础准备、一年冲刺突进的艰苦努力,重庆九院的"三甲梦"终于实现了。

(2)"线":创建"三甲"医院过程中的系列难点突破

①既有科学问题也有价值观问题。

1996年,重庆九院在等级评审中,顺利通过了二甲医院评审。由于迎检,医院在管理规范、质量提高、科室设置、基本建设等方面都取得显著进步。此后,医院虽然在"二甲"行列中也得到一定的发展,但随着重庆直辖,医院由市管下放到区管,无论是政策支撑、财力支撑还是人才支撑,都失去了原有的市级平台和市立医院品牌。当然,此时如果仅保持二甲医院运行,随波逐流,政府支持多少就发展多少,也可以得过且过。但如果要对医院的历史负责、对医院长远发展负责,则必须拿出有效办法,尽快改变医院当时的面貌。为此重庆九院的领导集体决定放手一搏,把创建三甲医院作为医院加快发展的新起点。然而仅有"二甲"的底子,如何创建"三甲"? 重庆九院在认真分析后认为:三甲评审既有科学性问题,即标准一致[1989年卫生部发布的《综合医院分级管理标准(试行草案)》规定,对医院的规模、医院的技术水平、医疗设备、医院的管理水平、医院质量等五个指标按总分1000分来考核,如专家考评达到900分及以上,则评定为三甲医院],同时,三甲评审也有模式问题,即中国太大,各地区的卫生发展水平差异巨大,中国的医院太多,不可能都以医科大学附属医院的实力和模式去通过三甲评审。因此,以其他模式去争创三甲品牌应该具有合理性。

②评审的主要目的是动态地促进发展,而不仅是静态的指标。

医院等级评审,其目标是实现对医院的分级管理。评审工作宏观上能推动医疗服务网络的建立;由于评审重点强调医疗质量和患者安全,标准严格、内容详细、态度严肃,微观上又能促进医院各项工作的全面进步。当二甲的重庆九院下放为区管医院,员工普遍认为医院发展前景黯淡、士气低落之时,正需要医院决策层做善于"造梦"的人,用一种共同的目标和愿景来凝聚人心,汇集力量带领大家去追逐梦想。"创三甲"对于重庆九院来说,不仅仅是要通过改善基础设施、医院管理、医疗质量,达到900分以上的静态指标,同时它还是一个动态促进医院整体建设的过程。正是基于对三甲评审的这种认识,使得重庆九院最终化解分歧,统一认识,全力以赴投入评审的准备工作中。

③符合区域规划的医院,评审专家如何支持?

按照《医院分级管理办法》,三级医院是向几个地区提供高水平专科性医疗卫生服务和执行高等教育、科研任务的区域性以上的医院。这意味着三甲医院必须是具有医疗、教学、科研能力的区域性中心医院。重庆九院地处重庆北部,是当时的重庆市江北区、渝北区、北碚区"三北"地区最大的综合性医院,同时也是第三军医大学的教学医院和重庆医科大学非直管附属医院。院领导看准这一基础条件,通过多方面努力,终于于2001年成功争取到重庆市政府给予医院"重庆市北部区域医疗中心"的规划定位,为创建三甲医院迈出了至关重要的一步。然而此时,根据国家卫生部的通知,重庆市暂停了医院等级评审工作,使重庆九院的三甲创建工作陷于进退两难的处境。进,全国大政策调整,创三甲似乎走进了死胡同;退,则之前投入的许多努力将付之东流,好不容易凝聚的人心,将随"三甲梦"的破灭而更加涣散。在两难的选择中,重庆九院的领导层发现,虽然全国大规模的医院等级评审被叫停,但部分地区的小规模三甲中医院、三甲妇幼保健院评审仍在继续,说明卫生部的通知并非铁板一块,各省、市可因地制宜执行。看到希望的重庆九院重新调整了工作思路,认识到三甲评审能否顺利启动,赢得各级领导、评审专家的支持与帮助尤为重要。为此,医院领导多方奔走呼吁,代表全体员工向当地区委、区政府以及重庆市卫生局表达医院发展诉求,促使当地区政府专门成立了以区长为组长,区委副书记、分管副区长为副组长的九院创三甲医院工作领导小组。重庆市卫生局也成立了由副局长为主任、医政处处长为副主任,众多当时重庆医疗、管理和经济领域的资深专家组成的九院创三甲医院顾问委员会。有了区级政府和市卫生主管部门的支持,重庆九院随即按序推进阶段性准备工作,每阶段都邀请顾问委员会专家来院指导工作,在不断发现问题、改进短板的过程中,认真总结专家的评审重点和评审方法,做足准备。

④实现目标的战术补台。

"硬件不足软件补,软件不足改革亮点补,亮点不足人尽潜力补。"经过三年的基础准备和一年的冲刺努力,医院内部的凝聚力被最大程度激活,创三甲医院已成为全体九院人的工作重心和奋斗目标。2003年3月底,重庆九院正式迎接三甲评审,针对医院客观存在的"硬伤",为保障"创三甲"的目标实现,医院预先制订了相应的战术补台方案:以病房条件、大型设备为主的硬件设施不足,用以医院管理、医院人文特色为主的软件去弥补;医院管理等软件有不足,用在全国具有影响的健康教育、绩效分配制度改革亮点去弥补;改革亮点不足,调动干部、员工的才智、潜力去弥补。在为期三天的严格检查中,全体干部、员工始终展现了积极饱满的工作热情,给专家组留下了深刻的印象。重庆九院为"三甲梦"而历经的四年艰苦跋涉,终于以专家组认可而获得历史性的成功。专家们感叹:"九院作为'三甲',硬、软件是欠了点,但九院人的精神面貌和九院的发展趋势告诉我们,评九院为'三甲'没有错。"以后九院的快速发展也印证了专家们的感叹。2013年新三甲复审,九院在软硬件实力上都以高分通过。

(3)"面":医院取得整体发展

①硬件建设展开。

拥有"三甲"医院的品牌后,重庆九院随即开展了全面的内涵建设,力求较短时间达到与三甲品牌相匹配的硬件条件,成为医院的新目标。基础建设方面:2002年底医院自筹资金1.5亿元,启动了3万平方米的外科综合楼建设,至2005年竣工投入使用(详见案例8);2011年重庆九院积极争取到部分国债资金,启动了总投资1.5亿元、总面积2.4万平方米的新门诊内科楼建设,于2015年初投入使用;医院的病床规模由"三甲"评审时的502张增加到1200张;医院门诊的整体形象和住院环境得到巨大改善,院内实现了无障碍通行,医院建筑群所处环境呈现了一面临嘉陵江,一面临市政广场的亮丽景观;到2014年,重庆九院又通过积极争取,获得国家发改委支持2100万元、地方配套60万元,兴建了位于一分院的全科医师培训基地。大型设备方面:三甲评审后,重庆九院根据自身技术、资金条件和管理经验,先进行对外合作,"借鸡生蛋",以让利换项目和发展时间的方式加快必要的大型设备配置(详见案例9)。当医院财力积累到适当阶段时,实现了大型医疗设备自购配置。信息化建设方面:"十二五"期间,重庆九院以临床和电子病历为中心,借助政府支持"区管医院能力建设"项目,建设临床信息系统(HIS),其中信息化支撑的危急值管理和安全预警、质量安全与成本消耗适时关联,以及平板电脑移动查房系统等方面都走在重庆前列。重庆九院还将虚拟技术运用于服务器虚拟化管理,在中国西部医院中较早使用云桌面终端管理技术,既节约了大量能耗,又提高了网络安全和维护管理效率,降低了管理成本。10余年来,重庆九院以大型基建、大型设备、信息化为主的建设,成为完善"三甲"硬件内涵的主框架。

②学科深化推进。

重点学科短板作为2003年三甲评审时专家组反馈的主要不足之一,是重庆九院完善"三甲"内涵的重点工作。经过10年的精心培育、重点扶持,到2015年,重庆九院的学科建设已结出丰硕成果,先后有15个专科被评为省部级、区级重点学科(专科)、特色专科,如全科医学科为重庆市医学重点学科,其全科医师基地已纳入国家级培训基地建设;医院成本控制研究室为重庆市医学重点研究室(详见案例1）；儿童孤独症专科、胸外科食管疾病、肾内科血液净化3个专科为重庆市医疗特色专科；儿科、急诊医学、风湿科、神志病科、内分泌科5个专科为重庆市临床重点专科；内分泌科、消化内科、妇产科、普外科和骨科5个专科为北碚区临床重点专科。其中先一步建成的医院成本控制研究室至今仍是全国绝无仅有的；而儿童孤独症专科，是目前中国西部规模最大的专业从事儿童孤独症临床治疗与康复的基地。患者多来自云贵川，以及新疆、上海等地。该专科于2013年正式挂牌为"重庆市儿童孤独症康复治疗中心"。2014年中心与美国北卡罗来纳中央大学签订战略合作备忘录。2015年经重庆市残联推荐，中国残联领导多次来专科指导工作，专科的发展水平、患儿临床康复效果以及对训练师的培训能力得到领导们和民众的充分肯定。

③医教研均衡发展。

近年来，重庆九院通过实施"内培外引"人才队伍建设、学科建设、基础设施设备建设，形成了以介入、内镜等微创治疗为主的核心技术。教学方面已建立8个硕士生点，通过与重庆医科大学和西南大学合作，承担两所高校相关专业的理论教学、7年制和本科生临床教学工作，同时还肩负重庆市住院医师规培基地、全科医师培训基地、护士规范化培训基地任务。科研工作蓬勃发展，近五年重庆九院已有国家社科基金项目和国家自然科学基金项目为代表的近100项各级科研立项。

3. 效果评估

重庆九院成功运用先创品牌再完善内涵的非常规方式，助推医院发展提速，证明了区管医院的差异化发展战略与路径是符合实际、切实可行的。创建"三甲"品牌后，重庆九院在医院规模、人才队伍、设备配置、经营收入、教学科研等多方面都得到更多的政策支持。其背后的品牌效应吸引了大量患者来院诊疗，医院的知名度不断提升，为随后医院不断深化医教研工作、重点学科建设、人才队伍培育、基础设施设备建设奠定了重要的基础。同时，重庆九院经实践检验的区管医院低成本支撑差异化高速发展的理论与改革亮点，在2011年荣获卫生部、健康报社联合授予的全国"医院改革创新奖"。2013年，走过10年"三甲"内涵建设的重庆九院，以较高评价顺利通过了按原卫生部"新三甲"标准进行的三甲医院复审。

（作者：张霞　杨洋）

（七）案例7：三甲医院资源向社区延伸

"看病难"主要难在优质医疗资源的短缺与分布不均，患者都涌进"三甲"医院，导致候诊3小时，看病3分钟；"看病贵"贵在患者自付比例过高，很多本应在基层就能诊治的常见病、多发病都进了报销门槛抬高、费用大幅增加的大医院。尽管社区卫生服务点的功能是"六位一体",但群众首先看重的是医疗功能。面对众多一二级医院转为社区卫生服务点服务中心后,病人对基层医疗机构医生的水平不信任,区管三甲医院的责任是什么?

1. 背景分析

1997年,中共中央、国务院出台《关于卫生改革与发展的决定》,明确提出了推进卫生改革的总要求,其中包括改革卫生管理体制,积极发展社区卫生服务,逐步形成功能合理、方便群众的卫生服务网络等内容。重庆九院所处的行政区位于主城区城乡结合部,属于经济欠发达地区。卫生事业经费紧张,辖区内家庭个体普遍收入较低,部分患者大病住不起大医院。1998年,为适应市场经济的发展,重庆九院与当地一所区医院合并(详见案例3),增加了在老九院所处位置以外的其他两处医院的房屋资产。一处是原区医院的门诊部,地处老居民区,交通便利;一处是原区医院还未建设完工的住院部,地处新建的居民区中,交通尚待完善。两院合并后,出于对新九院整体功能和布局的考量,九院决定贯彻落实国家对卫生改革发展的大政方针,在政府因种种原因出资未到位的情况下,由原来"政府搭台,医院唱戏"的社区医院创办模式转成了"医院搭台,医院唱戏"的创新模式,主要由九院自己出资兴办社区卫生服务中心。

2."点线面"简介

(1)"点":中国西部首家三甲医院兴办社区卫生服务中心

2000年,重庆九院着手组建社区卫生服务站,开展基线调查,建立居民健康档案。2001年,重庆市首个由二甲医院兴办的社区卫生服务中心(简称中心)在此基础上成立。2003年重庆九院成为三甲医院,中心随之成为中国西部首家由三甲医院直接举办的社区卫生服务中心。除承担辖区内8万居民的预防、保健、医疗、健康教育、康复、计划生育指导等卫生服务外,还提供家庭病床、巡诊访视、慢病管理、双向转诊、预约专家门诊等特色服务。针对国内社区卫生服务起步较晚,尚无较为成功的管理模式和内部工作机制的情况下,中心就如何开展好社区卫生工作,更好地为辖区居民服务,进行了大量的工作实践和理论研究,总结了以"四定模式"为代表的多项创新管理模式。由于服务中心为重庆九院直接管理,因此资深专家、大型设备、信息资源、后勤保障等,都可与三甲医院共享。中心的人员培养、财力支撑、物资调配、质量管理、教学科研等,都得到重庆九院的统筹安排。三甲医院的资源延伸与利用,使社区居民用低廉的费用,享受高品质的服务。重庆九院也因较早开展社区卫生服务,较早探索缓解群众"看病难、看病贵"的有效途径,并不断取得可供全国卫生行业借鉴的理论与实践成果,使得医院的知名度、美誉度迅速提升。中心先后被评为"重庆市规范化社区卫生服务中心""重庆市社区卫生服务示范中心"。2005年至今,中心又成为"中医特色的全国社区卫生服务示范区""国家慢性病综合防控示范区"的重要组成部分。2012年,重庆九院社区卫生服务中心作为重庆市唯一的代表队,参加在北京举行的"全国慢性非传染性疾病综合防控示范区糖尿病管理特色评选"活动,被卫生部疾病预防控制局、中国医师协会全科医师分会评选为"优秀单位"。

(2)"线":系列实践与理论创新

①"三甲"优势资源进社区,是一、二级医院转为社区服务中心的补充模式。

三甲医院直接兴办社区卫生服务中心,在管理方面拥有对中心的直接管理权,医院选派管理人员担任中心负责人,负责日常管理工作。而中心的发展规划、规章制度的建立和实施、工作质量考核均纳入医院整体来统筹,使得中心和三甲医院在管理理念和管理水平上实现高度融合。在资源方面,三甲医院作为中心设备、技术、人才、后勤保障等硬、软件资源的坚强后盾,使中心可以像医院的一个科室一样,拥有三甲医院的专家坐诊,可开具三甲医院的大型医疗设备才能检查的各种辅助诊断项目,对疑难危重病人中心开展双向转诊、绿色通道服务。即中心可以像院内转科一样,通过病房主任事先与三甲医院的对口专科联系,做好病情、治疗沟通,患者可享受专人陪护、救护车直接转入三甲医院专科,免除了病人到医院挂号、候诊、门诊检查、交费不便的问题。患者在三甲医院经急性期治疗后,可根据患者意愿再转诊到中心进行康复治疗。此种三甲医院资源进社区,提升社区卫生服务能力,促进形成社区首诊、双向转诊,小病到社区、大病转医院的分级诊疗模式,是经济欠发达、政府补偿资金不足的地区建立社区卫生服务网络,由一、二级医院转为社区卫生服务中心的补充模式。随着医改的深化,越来越凸显其过渡时期的优越性。但医院也付出了因不是独立法人,政府只给部分项目补助而不给全额补助的经济代价,从2000年到2014年,院本部共出资0.34亿元支持社区卫生建设。重庆九院人把其看作为公益事业做出的特殊贡献。

②"四定"模式①。

经过对社区卫生服务工作10余年的经验积累与理论提炼,重庆九院于2011年总结出提升社区卫生服务工作质量的"四定"模式,即通过"定人、定时、定点、定

①杨俊刚,王明霞,代德惠,等.社区卫生工作"四定服务"模式对慢病管理的探讨[J].重庆医学,2011(30):3110-3111.

量"将社区卫生服务工作落实到个人。一是定人管理,即由2名全科医师、3名护士组成固定的社区健康管理责任小组,采用定时下社区开展工作和门诊服务相结合的服务模式。通过社区联络员联络,公示医护人员照片、联系方式,开展义诊、健康教育等形式,让所辖社区的居民知道谁来,什么时候来,来做什么。健康管理小组对责任社区的所有高血压等慢性病患者资料情况充分掌握,按照相关诊治标准进行用药指导、疗效随访、饮食起居管理及个案情况处理。二是定时管理,即健康管理责任小组每周固定一天到所辖责任社区开展健康管理工作。如对责任社区高血压患者按照《国家公共卫生服务规范》《中国高血压防治指南》和《慢病防治工作规范》要求,根据高血压危险分层进行分级管理、按时监测,进行规范管理。依据血压监测情况、用药情况,进行相应的指导、调整并做好相应的记录。个案情况者还需要进行事前提醒、门诊随访和家访等加强措施。三是定点管理,即健康管理责任小组每周1次在责任社区固定场所进行慢性病管理和相应的社区卫生服务工作。对责任社区内的高血压患者定点管理分配到相应的工作小组人头上,对责任人所负责的高血压患者干预除了规范化的医疗业务技术管理外,社区卫生服务中心还从管理和技术层面设相应的定点人员对下属工作小组的工作方式、医患沟通方式进行管理指导,确保工作到位。四是定量管理,即采用平衡计分卡管理模式,对健康管理责任小组实行以工作数量和质量考核为主的方式。对责任社区内的高血压患者按照相关要求,具体监控患者的情况,做好记录。此记录不仅是患者的慢病健康档案,也是对健康管理责任小组相应责任人的考核依据。

③"五要"理论。

2014年,重庆九院在开展党的群众路线教育实践活动期间,迎接了中央第十巡视督导组领导一行来院巡视指导工作。在讨论如何改善患者就医感受,如何促进小病到社区、大病进医院,落实分级诊疗等问题时,重庆九院张培林院长提出,政府强调小病到基层,大病到医院已多年,但实施效果不好,原因众多,除优质资源总量不足、分布不均外,还有优秀全科医师缺乏、政府尚缺必要的管控措施。而要落实国家卫计委李斌主任对本轮医改提出的"基层首诊、双向转诊、急慢分治、上下联动"的分级诊疗思路,建议考虑出台"要强制、要投入、要培训、要配套、要联动"的"五要"措施,得到巡视组领导的肯定。一是要强制。目前我国存在病人选医院、选医生被滥用或泛用的问题,大多数在基层医院就可治疗的常见病、多发病也可自由选择到大医院看病,小病到医院不仅费用贵,而且造成资源浪费,因此政府应出台一定的强制管控措施,合理分流患者。二是要投入。李克强总理早在2010年就指出"把保基本、强基层、建机制作为医改工作的重心",为保障社区卫生服务更好地体现公益性质,各级政府应量化落实对公益和基本医疗的投入责任。三是要培训。目前群众对基层医院的服务能力不信任,很大原因是基层缺乏优秀的全科医生,因此建议政府要加大激励,培训更多优秀的全科医生到基层去工作。四是要配套。既然"保基本"是一项改革重点,就需要制定一整套具有可操作性的,规范政府责任、基层医疗机构职责乃至医护人员的工作考核等的配套措施,对基层质量和效率进行管控。五是要联动。包括医保、商业保险、大病救助以及三甲医院资源进入基层医院机构等的联动措施,要注意适时联合推进。事实证明,任何改革措施的过度单项深入都很难持续,甚至工作效果与初衷差距很大,因此需要建立动态的联动机制,可先小范围试点,再分步联动推进。

(3)"面":学术与创新实践推广

①课题研究

中心在服务实践中,先后完成了"应用平衡计分卡对社区卫生服务成本费用控制研究"(荣获重庆市卫生局科技成果三等奖)、"慢病在社区卫生服务站和三甲医院诊疗成效分析及双向转诊研究"、"公立三甲医院直接管理社区卫生服务的实践与研究"、"重庆市社区卫生服务联动机制研究"等近10项科研课题。为中心创新性建立社区居民联络员制度,建立与辖区街道、居委会和派出所的联动机制,建立双向转诊绿色通道和跟进服务提供了理论上的支撑,也为社区卫生更加经济、便捷地服务居民,有效缓解群众"看病难、看病贵"提供了可复制的成功经验。

②发表论文

近十年来,中心在核心期刊、专业杂志发表相关论文《三甲医院兴办社区卫生服务的思考》《运用层次分析法确定社区卫生服务的绩效考核指标体系及其权重》《依托区域中心医院兴办社区卫生服务对建立二级医疗机制的实践与思考》《医院全面成本管理与慢性病费用控制探讨》《创新工作模式提高社区卫生服务水平》等近50篇,向业内同行报道三甲医院兴办社区卫生中心的成功经验、存在的问题以及深度思考。

③学术交流

2013年,由中国社区卫生协会举办的"第六届全国社区卫生服务经验交流大会"在北京召开,受大会组委会邀请,重庆九院社区卫生服务中心做了"创新社区卫生服务管理模式"的交流报告。同年,中国医师协会在广东举办"社区卫生服务工作绩效考核经验交流大会",重庆九院做了"建立有效绩效考核机制,促进社区卫生工作顺利开展"的大会交流发言。2014年重庆九院社区卫生服务中心承办中国(重庆)社区卫生服务与改革发展论坛,中国社区卫生协会副会长、原国家卫计委基层司司长李长明出席大会并做了"关于社区卫生建设的三点思考"专题报告，重庆九院向与会的400余名国内外业内学者推广的"五要"理论获好评。

④基地建设

2002年重庆医科大学管理学院在九院社区卫生服务中心建立研究生培养基地。2007年中心与当地两个镇街的两所基层医院合作，共建了重庆市全科医师实训基地，之后又建立了重庆市住院医生临床规范化培训基地。三个基地先后培养了大批专门从事社区卫生服务研究和服务工作的研究人才和全科医师。2013年，以社区卫生服务中心为主，老年科、内分泌科为辅组成的重庆九院全科医学科被评审为"重庆市临床重点学科"。2014年，经国家发改委同意，投资2100万元用于兴建重庆九院全科医师培训基地，现已动工，基地建成后，重庆九院对社区卫生服务创新发展的能力将更加凸显。

3. 效果评估

现实的情况证明，在政府投入、补偿不完全到位的情况下，部分由一级医院转型的社区卫生服务中心靠自身实力，难以实现社区卫生事业的蓬勃发展。而重庆九院从1999年开始探索的三甲医院直接办社区卫生服务点的模式，由于优质资源向社区延伸，提高了社区卫生的服务能力；促进了双向转诊和病源合理分流；增强了居民对社区卫生服务的认同度；改善了群众看病难、看病贵的情况，在促进社区卫生工作发展的同时，使重庆九院差异化发展的理论与实践更添丰富的内容。在一些社区卫生基础差，当地因各种原因投入又少的特定情况下，三甲医院优势资源延伸进社区，是一种特殊的、多方位健全社区卫生服务的补偿机制，也是三甲医院坚持公益性的另一种创新表达形式，其结果是百姓受惠。近5年已有不少三甲医院开始加强与社区卫生服务中心的联合工作，但十几年前重庆九院就以超前意识创新改革，至今仍是当地受惠百姓津津乐道的话题。

（作者：谭华伟　潘金国）

（八）案例8：百姓对住院病房条件有强烈需求，当地政府又无钱投入，民营资本进入又不允许，医院只能无限期等待，眼看病人住过道，只能千方百计创造条件建病房

2002年，是重庆九院迎接"三甲"医院评审做最后冲刺的一年，虽然已经全力以赴，但医院的软硬件条件仍仅有"二甲"之实，院本部的住院区仅8000平方米，尤其是主住院楼，为20世纪70年代修建的三幢砖木结构建筑，全部是大病房，使用功能差、无配套卫生间，安全隐患突出。这不仅影响到重庆九院作为区域医疗中心的功能和任务的完成,而且与今后三甲医院应有的基本条件严重不符,兴建住院大楼势在必行。此时医院的年收入不足亿元,在1.6亿元的新大楼总投入中,市财政仅支持160万元。如开建,将承担资金链断裂的危险,如坐等上级拨款,一定是遥遥无期。在进行审慎的风险评估后,医院最终决定冒险一搏,"无钱"也要修大楼。

1997年,重庆在成为直辖市的同时,便被赋予了引领长江上游及西南地区经济发展的历史使命,与此相适应,医疗卫生事业的同步发展,也成为一个很现实的议题。而如何以此为契机,迅速抢占高地,在重庆北部迅速建设起一个高起点、高水平、高质量的区域医疗中心,对于九院来讲,毫无疑问成了一个非常迫切的问题。

2001年,市政府在《重庆市医疗机构设置规划》中,将九院列为重庆市北部区域医疗中心。尽管当时医院仍不失为重庆北部地区的一个大医院,但按照区域医疗中心的要求来讲,尚有很大的差距,尤其是医院的住院病房等基础设施,已远远不能适应人民群众日益提高的医疗保健的要求和医院发展的需要,同时也与区域医疗中心的作用和地位极不相称。这就在客观上要求医院在软、硬件上都必须要有一个尽快和较大的发展和提高。

1. 背景

(1)九院虽然是重庆市北碚区的龙头医院,但离"三甲"医院和重庆北部区域医疗中心应有的规模尚有较大的差距,尤其是医院的住院病房资源严重不足(当时院本部住院病房仅8000余平方米,一分院住院病房也是8000余平方米),严重制约着医院的发展。

(2)本部住院病房内基本无卫生间,即使是公共卫生间,其数量和质量都无法满足病人的需求,尤其是经济条件较好的病人。

(3)病房条件差导致危重病人不愿在九院住院,连锁引发高端人才难以大量引进,严重影响了医院学科发展的步伐,医疗质量难以进一步提高。

(4)如果不尽快改变住院部的现状,特别是没有层次条件要求很高的手术室,将影响医院创建"三甲"医院品牌后的发展。

2. 选择

鉴于当时北碚区财政资金困难,无暇也无力顾及医院的基础设施建设,而九院自身又缺乏原始资金积累,要修建综合住院大楼,必然要面临如下的选择:

(1)向上级打报告,等待区里或市里的财政拨款;

(2)借贷先建,在发展中去逐步解决还息还贷问题;

（3）与企业合作建大楼（由企业出资金）。

经过多方征求意见，医院领导最终决定从医院发展的大局考虑，不能坐等上级遥遥无期的拨款计划，决定冒险一搏，选择（2）方案借贷先建。

3. 风险分析

优势：有利于病员住院条件的改善，有利于引进高端人才，有利于为国家积累医疗资源。

劣势：部分员工可能不理解，顾虑影响近期收入；上级还可能会误解医院"贪大求洋"。

机会：若大楼能尽快动工，将是与创建"三甲"相得益彰的重大事情。

威胁：大楼修小了可能有目光短视之嫌，修大了又难免有资金链断裂之虞。而倘若较长时间不能完工，不能尽快产生社会效益和经济效益，银行又催息催款，决策者将何以面对全体员工和上级领导？

4. 关键措施与重大经历回顾

（1）院领导决策

2000年5月，院领导班子在经过多次反复论证，权衡利弊后，毅然决定以（2）方案修建综合住院大楼。

（2）从禁建区到可建

当时大楼修建有两种选址方案可选择：一是在山下花园左侧修建，此举虽然易于施工，但将在较大程度上影响医院正常业务，破坏医院整体规划；

二是选取原住院部旧址在山顶修建，此举优势较多，但又牵涉到嘉陵江小三峡禁建区问题，且所修道路均要挤占禁建区的边缘。

从医院的整体规划和长远发展出发，院领导经过多方努力和协调，最终确定选择方案二，并得到了北碚区政府相关职能部门的同意和支持。

（3）选择方案的理念与民主程序

①理念。

一是要设计成依山傍水、环境优雅独特的园林式医院。

二是要成为北碚区标志性建筑（因修建后的医院正对嘉陵江小三峡）。

三是要体现出"四化"要求：功能现代化，50年不落后；人本化，像宾馆，像家庭，有艺术氛围；协调化，与山水协调、与原有的建筑相协调；特色化，不能是简单的模仿。

四是要整体规划，分步实施。

②民主程序。

采用邀请招标形式，邀请了重钢设计院等4家具有A级资质的单位参加设计方案投标。并召开了不同层面的汇报会和座谈会,听取对现代风格、欧式风格、中式风格三种不同的方案的意见,最终机械工业部第三设计研究院设计的方案,因最接近医院的设计理念而中标。

(4)初步预算与规模

最初方案的面积为25 259平方米,工程造价6785万元;其后又调整为29 224平方米,工程造价7111万元。

(5)动工与修建过程中的重大修改

①动工。

2002年12月26日,医院特别选定在毛泽东诞辰纪念日这一天,在原老住院大楼旧址上,正式举行了综合住院大楼主体工程开工典礼。

②重大修改。

一是一楼突出医院文化大厅的功能,并因此将二楼的大半调整到一楼共用。

二是原方案大楼外观前为动面,后为静面,因该大楼一侧面对北碚主城区,一侧面对嘉陵江小三峡,于是全部改为动面;所设计的大楼弧形外观为"似帆非凡",在内涵上寓意九院像一艘出海远航的大船,而外形上力争塑造成北碚区的又一标志性建筑。

三是扩容约5000平方米,使扩容后规模达到了29 224平方米。

四是装修方案由满足基本功能需求改为适度超前且50年不落后。

五是在医院资金已相当困难的情况下,考虑到医院周边其他在建项目,可能影响到放疗楼修建,因此决定在修建大楼的同时,即使再困难也要动工修建放疗楼与行政楼,大胆放手一搏。

六是重庆市分管副市长等领导视察九院大楼建设,并给予专项资金支持。2002年12月27日,重庆市副市长率市计委、市财政、市府办公厅、市卫生局有关领导来重庆九院,考察在建中的重庆九院综合住院大楼情况,北碚区领导陪同考察,当即决定从专项资金中拿出100万元,支持九院综合住院大楼建设,领导的支持可谓雪中送炭。

七是为了保证大楼高水平的如期完工,重庆九院连续三年每周星期一下午的办公会首先讨论大楼建设问题,以及时解决施工中的重大疑难问题。

八是全力加强大楼建设的组织和协调工作。

a.成立了修建综合住院大楼专门组织机构。

b.报批立项。2001年7月25日,北碚区计划经济委员会下发了(碚计经〔2001〕156号)文件,批准九院上报的修建综合住院大楼基建项目投资计划及立项计划,正式同意立项。

c.资金筹措。一是争取到了重庆市发改委的立项,重庆市发改委同意拨款100万元,并以"戴帽"的方式为项目划拨前期费用20万元。

二是通过时任分管文教卫生副市长,以市长基金方式划拨100万元建设费用。

三是分步骤、分计划分别向建行、工行、农行、交行、中行五家银行贷款,总金额为1.6亿元(2004年重庆九院业务收入才1.03亿元)。向银行的贷款期限分别为3年、5年、7年,鉴于到期后无法一次性偿还,为进一步获得银行的信用,采取了用医院法定代表人和总会计师的私人房屋作为抵押的措施,通过医院和个人信誉担保,使到期的贷款得以顺延,在特殊的情况下,保证了重庆九院资金的正常运转。

四是为寻求资金成本利息下降,向远东租赁公司贷款2000万元。

五是院方自筹部分资金。

2005年3月21日,经过两年的建设,总建筑面积为29 224平方米,工程造价及配套设施共投入1.5905亿元的新综合住院大楼按期顺利竣工。

2005年3月27日,创三甲品牌两年后,新综合住院大楼正式投入使用(试运行),部分科室开始搬迁进新大楼。

5. 重大危机与控制

(1)资金链曾几度濒临断裂

主要原因有:材料价格飞涨,导致工程严重超出预算;设备档次提高,价格较国内品牌高出许多;装修档次不断提高,装修标准大幅提升。

(2)工期紧张与高标准的设备安装之间矛盾凸显

为了加快进度,重庆九院通过设计、监理、施工单位的紧密配合,组织交叉流水施工,在保证工程质量的前提下,合理地解决了矛盾,缩短了工期。

(3)为解工程停工的燃眉之忧,不惜借款给工程施工方

由于设计方案多次修改,资金超预算较多,加之建材的涨价,重庆巨能建设集团有限公司的资金在周转上发生了严重困难,面临停工的窘境,为了保证工程在2004年春节前主体结构完工,重庆九院领导班子经过慎重的讨论,决定借钱给施工单位(在保证不超过应付款余额总数的情况下)购买材料和支付工人工资,确保了工程按期进行。

(4)以务实的精神处理不间断的现场修改和手续完善问题

由于不停地进行现场修改,为保证工期,提高效率,有些规模、造价、设计变更不能及时完善手续,就只能边施工边完善手续,以保证工程的顺利进行。

6. 大楼使用10年后的评价

(1)"三甲"品牌进一步形成

被《中国医院》杂志誉为中国医院建筑经典之作,一大批显示"三甲"医院水平的医疗新技术、新项目相继成功开展,医院的声誉和口碑明显提高。全国多家大型医院修建时均到重庆九院参观并询问设计理念。

(2)规模和体量大幅提升

2005年3月27日大楼开始试运行,到4月29日,在院病人首次突破600人;到2014年底,住院床日已突破420 534大关,日均住院病人量达1200人;入院人数从2004年的15 195人增加到2014年的41 116人;新增床位300张,使全院开发的总床位达到850张。

(3)社会经济效益双丰收

病人住进了宽敞、舒适、整洁、生活方便的病房,基本消除了住过道无尊严,住老病房无卫生间的困窘。

大楼建成当年,每天净增收入近10万元;年收入从2004年的1.03亿增加到2014年的6.26亿,平均发展速度提高了19.81%。

(4)国有资产增值较大,员工待遇有保障,留住了人才,稳定了人心

2004—2014年10年间,重庆九院总资产平均增长速度为12.35%,净资产平均增长速度为11.55%;专用设备数量平均增长速度为10.47%。近10年来,重庆九院人力成本共计18.86亿元(其中政府拨付1.17亿元),用以维持医院员工队伍的稳定,该大楼功不可没。

(5)高端人才济济一堂

全院的硕、博士人数由2004年的50人左右增加到2014年的237人;高级职称195人。

(6)专科建设及科研水平再上台阶

2004年重庆九院重点学科为零。截至2014年底,有国家级培训基地1个,省部级中心2个,省部级重点学科、特色专科10个,区重点学科5个。硕士培养点已发展到8个,博士培养点1个,完成的科研项目已达到53项。区管的重庆九院也逐渐形成三大发展定位,即医院成本管理研究全国领先;儿童孤独症康复治疗中国西部领先;医教研综合实力重庆北部领先。

(7)建筑专家权威评价

2006年6月,综合住院大楼荣获了重庆市"巴渝杯优质工程"奖。

7. 修建新综合住院大楼的历史意义

(1)大大改善了北碚及周边区县老百姓的就医环境,满足了不同层次人群的就医保健需求。

(2)完成了与"三甲"医院相匹配的硬件建设,特别是对提高医院乃至全区医疗卫生技术水平和服务质量,促进医院经济的快速发展具有重要作用。

(3)大楼独特的建筑风格,以及显示重庆九院厚重历史底蕴的文化大厅、文化长廊,都使九院这所由卢作孚先生创建的医院以其独特的医院文化得到了充分展示,也在客观上提升了医院的文化档次。

(4)"危"可转化为"机"的又一重大理论与实践。纵观整个大楼的修建过程,危机一次次出现,如资金链问题、建设内容不断修改问题、速度与范围的冲突问题、放疗楼问题等,这些都曾是严重影响和制约整个修建工程的重要因素。

但以党政一把手为首的院领导班子临危不乱,睿智解困,将一次又一次危机转化为胜机,在险中求胜。

然而,仅仅5年之后的2010年,随着九院在群众中的口碑和认可度不断提高,医疗业务范围也不断延伸,医院的850张病床、业务用房面积、使用功能等,又再次严重供不应求。日均1200人左右的住院量,要靠临时通道加床来勉强满足需求,患者感到极不方便,医院又通过反复调研、民主决策,全力争取到国家发改委专项资金和区政府配套资金共计3100万元专款,银行贷款1.02亿元,克服多种困难,终使投资约1.5亿元、建筑面积约28 000平方米的新门诊内科楼于2015年4月19日全部投入运行。而该项工程的建设,又促成北碚区政府将九院门诊部与住院部之间的交通要道改造成广场,至此整个医院实现无障碍流通,极大地方便了民众。目前重庆九院建筑群一面临江,一面临广场,其造型优雅、设施现代,不仅使患者就医环境更赏心悦目,而且让医院员工倍感欣慰与自豪。这也是对重庆九院人"危"可以转化为"机"的又一理论与实践的最好诠释。2014年重庆九院被重庆市卫计委选为唯一的单位做了"坚持公立医院公益性、科学性、创新性,促进医院又好又快发展"的专题报告,重庆市卫计委领导评价九院:既两眼向内,又两眼向外;创新是不竭的动力;正确的时间做正确的事。

(作者:颜维华　张云)

(九)案例9:合作经营,借鸡生蛋,以让利换项目和发展时间

2003年,乘着成功创立综合三级甲等医院品牌的东风,全院各临床科室就医患者大量增加,病种越来越多,病情越来越复杂,医疗技术的发展迫切需要影像技术的支持,而影像科当时的软、硬件条件远远无法满足临床需要,这势必阻碍全院医疗水平的长远发展;并且由于当时医院资金短缺,无法自筹资金购买大型设备;影像科医技人员基本技术普遍较差,更缺乏管理经验丰富、技术实力较强的学科带头人,医院整体发展严重受阻。临床科室以介入治疗为主的新技术无法开展,大量患者流失,而医院要在短期内增加大型设备,迅速培养影像高端专业技术人才,提高专业技术水平,规范影像科管理,单靠自身实力根本无法实现。在以病人为中心,发展才是硬道理的原则下,同时参考《合同法》以及BOT模式,医院经多方评估,决定借助外力合作经营,变被动为主动,快速高效促进影像科的综合水平提升,以利于医院整体发展。

2003年3月,在院领导统筹安排下,全院职工众志成城,克服重重困难,在软、硬件条件相对不足的情况下成功创立了三级甲等综合医院品牌。大量患者因医院等级提升来院就医,各临床科室以完善三甲内容的倒逼机制为契机飞速发展,开展大量新技术、新业务,而这些技术的开展绝大部分有赖于影像检查的支持,因此对影像科图像质量及诊断准确率提出了更高的要求,尤其以心内科、神经内科为代表的介入治疗绝对依赖影像科,而当时影像科的软、硬件条件与实力雄厚的三甲医院相比,还存在很大差距,诸多检查项目无法开展,患者投诉不断增加,严重影响医院声誉。但由于在创建"三甲"医院时各项资金投入,医院已负债1亿多元,无法自筹资金购买大型设备;且当时影像科医技人员共10余人,学历相对较低,无实力较强的学科带头人;整个影像科设备陈旧、专业技术人才匮乏,影像科已成为制约全院临床学科发展,导致患者大量流失,并严重阻碍医院长远发展的瓶颈。

2003年11月,为了促进全院整体医疗水平的迅速发展,医院经多方考虑,全面评估,在不增加经济压力的基础上,决定将影像科以BOT合作经营模式引进企业进行整合。由引进公司投放临床科室影像检查所需的大型设备,引进专业技术及管理能力等综合实力强劲的高级技术人员,九院出场地和基本工作人员,使影像科在短期内迅速改善硬件设施落后、缺学科带头人和专业技术能力不足、缺乏规范科室综合管理的现状,以满足临床科室日益增长的影像检查需求,也为提高临床科室的诊断率、介入发展和医院整体医疗水平奠定了基础。

1. 合作背景

(1)医院临床科室的发展急需强有力的影像设备支持,但因政府无投入,医院建住院楼已严重负债,无法自筹资金增添设备,影像科的发展成为全院发展的瓶颈。

(2)2003年11月前,医院仅有已使用将近10年的西门子滑环CT、500MA照片机、800MA胃肠机、照光机各1台,整个影像科所拥有的硬件设备及所开展的检查项目均为基层医院应具备的最基本条件,距"三甲"医院相差甚远,整体状况甚至不如部分较好的县级医院,实际硬件状况急需改善。

(3)合作前,影像科共拥有医技人员10余人,缺乏具有管理能力、专业技术强、高学历、高职称的学科带头人,因科室设备陈旧,开展检查项目少,科室整体收入欠佳,短期内无法引进业务水平高、管理能力强的学科带头人,使影像科的发展进入恶性循环。

2. 选择

重庆九院属区管医院,区财政局及卫计委资金拨付有限,医院的运行绝大部分靠自给自足,尤其是当时大型设备和重大基建全靠自己解决。因此凡是增添新的仪器设备均需自筹资金,而影像设备价格昂贵,动辄上百万,甚至千万。当时病人需求强烈,医院发展需求强烈,医院又没有钱,政府又未投入,医院面临艰难选择:

(1)维持现状,后期储备资金,逐一增添所需设备。

(2)BOT模式合作经营,让利于合作单位,迅速提升影像科整体实力,以寻求医院的快速发展。

经反复全面评估,医院决定借助外力合作经营,满足临床学科发展的需要,提高医院整体水平。

3. 权衡利弊

利:可迅速改善影像科硬、软件设施,满足患者和临床各学科发展的需求,提高医疗质量,促进医院发展,储备影像专科技术和管理人才。

弊:医院让利于合作单位,在资金紧缺时期不利于资金积累;与当时卫生部的有些政策有冲突。

综合分析:对影像科以BOT合作经营模式进行管理,虽让利于合作单位,短期内医院会损失部分经济利益,但这部分损失的经济利益若不引入投资方,它本来就没有;而且从医院长远发展来看,此模式可以迅速缓解资金不足与学科发展间的矛盾,可获得更大的社会效益及远期的经济效益。而培养出的影像科学科带头人、综合技术以及管理的提升无法用简单经济数据来测算。也为影像科最终完全本土化争取了时间。

4. 合作效果

(1)以时间换空间,实现高速发展

在医院缺乏资金、人才的情况下,通过BOT合作方式引进设备及管理人才,使影像科在较短时间内实现了软、硬件质的飞跃,医院由此借力完成了近10年的高速发展。

（2）谋求医院发展,奠定硬件基础

合作期间,由公司投放当时必需的影像设备,包括西门子双排螺旋CT、柯达CR、柯达DR、西门子血管造影机、PACS诊断系统、激光相机等,大大提高了工作效率,改善了图像质量,拓展了临床科室的检查范围,短时间内从硬件上满足了临床科室发展的需要,为医院综合实力的提高赢得了宝贵的机会。

（3）加速学科建设,取得长足进步

通过合作引进管理经验丰富、技术实力较强的原医科大学附院放射科教授,负责放射科的全面管理、人才培养及学科发展,近10年间,完善了影像科的规范化管理,培养了诸多专业技术人才,为影像科的学科发展奠定了基础。

5. 总结

医院对影像科以BOT合作模式进行整合,打破了影像科停滞不前的局面,为影像科的发展奠定了基础,同时也给医院及其他临床学科的发展带来了新的契机。10余年后的今天,医院根据合同将合作方投资的相关设备进行一次性回购,顺利完成了合作发展模式向自身发展模式本土化的转换。医院各临床科室的飞速发展,对影像科所开展的项目提出了新的要求,但合作10余年后的九院,已达到成功的人才储备、管理储备,一定的资金储备,可以自己解决相关问题,借鸡生的蛋,已孵出不少新鸡了。同时影像科作为重庆市医学影像学住院医师规范化培训基地,承担了重庆医科大学5年制学生影像专业大课教学及临床实习带教工作,医教研齐头并进。2015年2月,影像科已将远程医学影像系统在区内正式投入使用,无偿为部分基层医院提供远程影像疑难病例会诊服务,解决了部分基层医院就诊患者因反复转诊而延误诊治的情况。

如今的影像科与医院的综合发展齐头并进,以前临床医技最大的短板,靠"合作经营,借鸡生蛋"已完成华丽变身,真正成为与教学三级医院旗鼓相当,集医疗、教学、科研为一体的综合性科室。

（作者:王毅　江才明）

（十）案例10:文化更是生产力,当创新成为一个医院的文化价值观,创新就给医院发展带来不竭动力

回顾历史,重庆九院的领导者发现,从经验管理、科学管理、哲学管理到文化管理,一路走来,文化管理才是医院管理的最高境界。在医院的建设与发展中,不仅要重视总结、提炼历史积淀的优秀文化,更要高度重视赋予医院文化全新的时代内涵。因此,以智慧的理念和思维引导医院的文化建设,是提升医院核心凝聚力的重要工作。

从1927年建院至今近90年,一代一代的重庆九院人在为群众健康服务的实践中,积淀了丰富的有形财富和无形财富,这就是被打上九院独特烙印的医院文化。正是厚重的历史所承载的优良传统与文化的传袭,使得医院员工潜移默化地熏陶出共同的价值观,对医院产生的归属感和荣誉感,形成了规范的约束自己思想、行为的准则。不需要强硬的行政命令,就像国歌在任何时候响起,都能唤起每个中国人的爱国激情一样,每当国家、人民、医院面临严重困难,遭遇重大危机的紧要关头,"情系民生,追求卓越"的院训作为一种高度凝练的九院精神,总能唤起员工的爱院热情,他们展现的精神风貌和凝聚的团结力量是九院人共同的理想与愿景。

1. 重庆九院文化建设的历史

(1)特殊历史沉淀民生文化

1927年,民生轮船公司的创始人卢作孚先生出任北碚(下辖江北、巴县、璧山、合川)峡防团务局局长。为了实现"打破苟安现局,创造理想社会""造公众福、急公众难"的理想,作孚先生对峡区展开了中国最早的乡村建设实验。他在这里建煤矿,修铁路,开运河,建工厂,辟公园,修体育场,改旧城,并在城镇中修建图书馆,开设学校和医院。重庆九院的前身就是作孚先生于当年创办的峡区地方医院。由于当时医药设备极其匮乏,医院开办后的首要任务是卫生宣传教育,因周边居民稀少,一般送诊送药多不收费。随着医院员工增加,医院开始推行西医治疗,举办产婆培训班,宣传新法接生,组织医护人员走街串乡为群众免费接种牛痘,预防天花,每年都有数以万计的儿童和成人受益。作孚先生为实现民生抱负,带领第一代九院人开创卫生事业时所展现的无私奉献精神,成为重庆九院最根性的民生文化。卢作孚先生的义举也因此受到毛泽东主席、周恩来总理的称赞。

(2)战火硝烟铸造抗战文化

抗日战争爆发后,国民政府西迁重庆,北碚作为全国闻名的乡村建设实验区,也有较多政府机关、文化团体、大专院校迁入。1939年5月,由卢作孚先生筹建的正规医院——坐落在嘉陵江小三峡之滨的新住院部落成开张之际,国立江苏医学院师生经湖南、贵州辗转来到北碚。地方当局随即将尚未使用的住院部作为医学院的教学楼。1939年至1940年日本飞机多次轰炸北碚,尤其是1940年5—7月间,因轰炸造成大批民众伤亡,重庆九院先辈与国立江苏医学院师生成立重伤、传染病两处临时医院,救护队全体出动,冒着敌机的肆虐,并肩奋斗在战火的第一线,为抢救伤员、鼓舞军民抗日做出了突出贡献。在保家卫国的正义战场上,经过血与火的洗礼而凝结的抗战精神,是战争年代沉积在重庆九院的抗战文化标志。

(3)创新发展成就改革文化

改革开放以后,尤其是近20年,重庆九院的文化建设不仅继承了前辈的智慧和理念,还集中反映了医院领导者的治院方略和创新理念:从创建全国唯一的"医院成本控制研究室"到走向参与制定国家卫计委《全国公立医院成本管理办法》;从2014年全国唯一的医院中标国家社会科学基金项目("供需方视角下政府对公立医院投入的对比研究")到受政府部门委托,主持重庆市重大医改课题调研"公立医院补偿机制研究";从以卫生经济深入研究为基础,到建言重庆市"十二五"规划卫生部分内容被采纳;"洋工具"中用,在中国首创医院BSC战略绩效管理系统;顺应医院产权改革大潮,较早地进行医疗资源优化重组的实践与理论探索,以低成本实现医院高速规模发展;在全国公立医院首创奖金"模糊弹性发放"的绩效分配改革;用健康教育这一非传统技术方式率先把医院品牌推向全国;先以特色亮点创建三甲品牌,再倒逼加快完善三甲医院的专业内涵;在中国西部率先由三甲医院直接兴办社区卫生服务中心,使三甲医院资源向社区延伸;为满足群众需求,在政府无钱投入的情况下,巧用其他社会资源,或银行借贷,或信誉担保,或合作经营,或借鸡生蛋。以上种种助推重庆九院低成本差异化高速发展的改革实践,都为医院新时期的建设画卷增添了浓墨重彩的精彩画面,因此,改革文化成为重庆九院对民生文化、抗战文化最好的继承和发扬。

2. 对医院文化的坚守

医院文化是医院有形财富与无形财富的总和。既然是财富,就需要长久的积累、坚守,从而保有其内在活力与价值增长。为凝练富有自身特色的治院理念,为永远铭记作孚先生对九院的开创,重庆九院确立了"情系民生,追求卓越"的院训,创作了《情系民生创辉煌》的院歌,创办九院《院刊》《院报》。确定了以绿色为主,黄色为辅的医院院徽、院色。自2003年以来,先后策划制作了近10部专题片。利用好户外通道、住院部大厅、病区走廊等人流量大的适宜空间,打造医院历史、文化与荣誉长廊。编辑出版了延续医院历史的《院志》和多部医院画册。医院的职工之家建设得有声有色,职工文化活动也蓬勃开展。2012年医院投资500余万元,将早已破败不堪的抗战文物建筑——国立江苏医学院旧址修缮并投入使用。

2013年借"新三甲"复审的机会,重庆九院又全面修订了医院管理制度、岗位职责、工作流程等,形成了一套适合医院高效运转的制度体系。随着医院文化的发展,重庆九院以医疗、教学、科研为主的工作不断取得进步。由于技术水平和服务能力的提升,重庆九院以更强的综合实力,承担了历年来的各种公共突发事件的卫生应急救援任务。从2003年起,抗非典,扑霍乱,查结石,控甲流感,抢救重大车祸伤员,都有重庆九院的身影。尤其是2008年,重庆九院作为重庆市立医院中接收伤员数量多、任务重的医院之一,成功转运、救治73名汶川地震伤员,实现伤员零死亡、零截肢、零感染。2010年,重庆九院医疗队千里驰援青海玉树,成功救治地震伤员300余人……作为重庆主城同类医院中医疗技术综合实力排名前列的三甲医院,为缓解病人看病难、看病贵,重庆九院切实采取措施控制成本,使多年来医院患者人均住院费用在重庆市主城区同类医院中保持较低水平。此外,从"十一五"开始,重庆九院还先后派出多批技术骨干出色完成援外(巴布亚新几内亚)、援藏(西藏昌都地区)、支医(崇州、酉阳、铜梁、潼南、周边基层医院)任务,曾获《人民日报》专题报道。医院还坚持开展优诊、便民服务、义诊咨询、开设济困病房等,截止到2015年底,重庆九院共计捐款、帮扶、减免医疗费用共500万元,承担病人欠费1000万元以上。重庆九院对于医院文化的坚守,使医院发展不断服务于民生健康,医院的品牌日益彰显,实现了社会效益和经济效益的双丰收。各种重要的全国性荣誉也纷至沓来:

2004年,重庆九院被评为"全国健康促进示范医院";

2004年,重庆九院被评为"全国医院文化建设先进集体";

2005年,重庆九院被评为"全国百佳学习型组织先进单位";

2006年,重庆九院童小燕被评为"全国卫生系统巾帼建功标兵";

2006年,重庆九院院长张培林被评为"全国百佳优秀院长";

2006年,重庆九院儿科被评为"全国卫生系统先进集体";

2007年,重庆九院院长张培林获"全国五一劳动奖章";

2008年,重庆九院被评为"全国卫生系统先进集体";

2008年,重庆九院获"全国工人先锋号"荣誉称号;

2009年,重庆九院荣获"全国五一劳动奖状";

2009年,重庆九院获"全国百佳患者满意公益医院品牌"荣誉称号;

2009年,重庆九院骨科获"全国卫生系统护理专业巾帼文明岗"荣誉称号;

2009年,重庆九院院长张培林被评为"全国医院管理百佳杰出优秀院长";

2010年,重庆九院院长张培林被评为"全国先进工作者";

2010年,重庆九院获"全国模范职工之家"荣誉称号;

2010年,重庆九院荣获"全国医院健康教育处方评比一等奖";

2010年,重庆九院荣获首届"医院科技创新奖";

2010年,重庆九院院长张培林被评为"中国卫生经济学会优秀工作者";

2011年,重庆九院荣获"2011年度医院改革创新奖";

2012年,重庆九院被评为"全国百姓放心示范医院";

2012年,重庆九院院长张培林被评为"全国百姓放心示范医院优秀管理者";

2012年,重庆九院副主任护师杨唯真被评为"城乡医院对口支援先进个人";

2012年,重庆九院被评为"全国综合医院中医药工作示范单位";

2013年,重庆九院被评为"会员评议职工之家示范单位"。

当医院的历史、环境、制度、管理、形象不断为全体员工所认同,并激发出自豪感、归属感与使命感时,医院文化就成为实实在在的生产力。它的导向、育人、激励、约束、凝聚、管理、保障等作用就成为医院领导者最高境界的管理艺术。尤其是当创新成为一个医院的文化价值观时,医院的发展将被注入不竭的动力。

(作者:张明昊　杨莉)

案例结语词:

以上10个案例,是重庆九院近20年从市管到区管,从计划经济到社会主义市场经济,从弱小到相对发展壮大过程中经典部分的点滴记叙及理论探索。尽管每个案例的背后,还有诸多矛盾、困惑、纠结的细节难以尽诉,但在发展才是硬道理的中国改革的伟大时代,在那几十年激情燃烧的岁月里,能亲自参与医疗卫生改革不断前行的过程,倍感使命重大,责任光荣、时光无悔。许多案例发生在2009年国家新医改方案之前,其中不乏"摸着石头过河"的痕迹,也不乏医疗、医成、医保不够联动的困惑平衡政府、医院、病人三者的经济责任,改的革边界在哪儿的疑问,以及医疗服务项目价格不能体现医务人员劳动价值的难堪……公立医院先"公"如何"立",重庆九院一直在探索。

全国有许多发展很好和很有特色的区管医院,一直都是重庆九院学习的榜样。重庆九院的发展也一直得到当地政府、重庆市卫计委、重庆医科大学、第三军医大学的关怀与支持,九院永远充满感激！人说西湖美的特点是:湖面不大不小,湖水不深不浅,湖周围山不高不低。而区管的重庆九院规模不算大,专科不算强,品牌也不够响,只是有一些特定条件下形成的不断创新的特点或特色与同行们互勉。重庆九院又好又快地适应公立医院的新改革还在路上。